ESSAI SUR LA VALEUR RESPECTIVE

DE LA

TRANSFUSION DU SANG

ET DES

INJECTIONS QU'ON PROPOSE DE LUI SUBSTITUER

Par Jacques FOURNAC

DOCTEUR EN MÉDECINE

Ancien Externe et Interne des Hôpitaux de Marseille (Concours 1877 et 1878).
Ancien chef Interne à l'Hospice de la Charité 1882)

MONTPELLIER

TYPOGRAPHIE ET LITHOGRAPHIE BOEHM ET FILS

ÉDITEURS DU MONTPELLIER MÉDICAL, DE LA REVUE DES SCIENCES NATURELLES,
IMPRIMEURS DE LA GAZETTE HEBDOMADAIRE DES SCIENCES MÉDICALES

1884.

e13

ESSAI SUR LA VALEUR RESPECTIVE

DE LA

TRANSFUSION DU SANG

ET DES

INJECTIONS QU'ON PROPOSE DE LUI SUBSTITUER

Par Jacques FOURNAC

DOCTEUR EN MÉDECINE

Ancien Externe et Interne des Hôpitaux de Marseille (Concours 1877 et 1878),
Ancien chef Interne à l'Hospice de la Charité (1882)

MONTPELLIER

TYPOGRAPHIE ET LITHOGRAPHIE BOEHM ET FILS

ÉDITEURS DU MONTPELLIER MÉDICAL, DE LA REVUE DES SCIENCES NATURELLES,
IMPRIMEURS DE LA GAZETTE HEBDOMADAIRE DES SCIENCES MÉDICALES

1884.

AVANT-PROPOS.

Dans la séance du 25 août du Congrès de la Rochelle (Association française pour l'avancement des Sciences, 1881), M. le professeur Verneuil déclara être de ceux qui pensent que la transfusion du sang est une opération très difficile et dangereuse dans un très grand nombre de cas, et qu'elle est inutile dans la grande majorité des cas. Du reste, continuait le chirurgien de Paris, le lait injecté produira les mêmes effets que le sang, car tout moyen capable d'exciter la paroi interne de l'arbre vasculaire donnera les mêmes résultats. M. Verneuil, dans les hémorrhagies considérables, a recours à 15 ou 20 gram. d'éther en injections sous-cutanées et s'en trouve très bien.

M. Roussel (de Genève) répondit que l'opération n'est difficile que parce qu'elle a été mal faite et que l'on a donné un sang ayant perdu les qualités requises. Lorsqu'elle est convenablement pratiquée, les résultats en sont excellents (*Gaz. Hôpit.*, n° 102, 1882).

D'après une correspondance échangée dans le journal que nous venons de nommer (n° 142, 1882) entre M. Roussel et M. Verneuil, les paroles du chirurgien français n'auraient pas été reproduites fidèlement. En effet, dans une lettre à M. Roussel (29 novembre 1882), M. Verneuil dit : « Je n'ai pas une autorité assez énorme pour faire disparaître une opération vraiment très utile et d'un emploi facile ».

Si malgré cette rectification, quelque peu ironique, croyons-nous, nous avons tenu à mettre en tête de notre travail la déclaration de M. Verneuil, bien ou mal interprétée par la presse médicale, c'est qu'elle résume les diverses opinions (en y ajoutant celle de M. Roussel) qui ont cours dans la science sur la transfusion du sang. Nous allons essayer de faire un parallèle de ces diverses opinions et voir s'il convient d'en adopter une à l'exclusion des autres.

Nous allons étudier successivement les questions suivantes :

I. — La transfusion du sang est-elle inutile ?

1° L'hémorrhagie puerpérale peut-elle amener la mort ?

2° A-t-on, en dehors de la transfusion du sang, un moyen certain capable de ranimer d'une manière durable une femme succombant à une hémorrhagie puerpérale ?

a. — Transfusion du lait.

b. — Transfusion de solutions salines.

c. — Injections sous-cutanées d'éther.

d. — Conclusions.

3° La transfusion du sang peut-eller sauver une femme en imminence de mort par hémorrhagie puerpérale ?

Mode d'action de la transfusion du sang.

II. — La transfusion du sang est-elle difficile et dangereuse ?

a. — Une instrumentation spéciale n'est pas indispensable.

b. — Coagulation du sang.

c. — Entrée de l'air dans les veines et injection trop brusque du sang.

d. — Phlébite.

III. — Indications pratiques sur la transfusion du sang.

a. — Quel sang faut-il employer ?

b. — Quelle quantité faut-il injecter ?

ç. — Où doit-on l'injecter ?

d. — Indications et contre-indications.

e. — Instrumentation et manuel opératoire.

f. — Effets immédiats et consécutifs.

Avant d'entrer en matière, nous tenons à dire que nous avons omis à dessein l'historique de la transfusion. Cet historique nous eût entraîné trop loin, et, du reste, il a été fait d'une manière très complète par plusieurs auteurs : MM. Nicolas-Duranty (1860), Oré (1868 et 1884), J. Casse (1874), Moncoq (1874), L. Jullien (1875), Jennings (1883), et par plusieurs médecins dont nous ci-terons le nom dans le courant de notre Thèse. Le but que nous nous sommes proposé a été de donner un résumé de l'état actuel de la question et de rester autant que possible sur le terrain de la pratique.

Nous devons, et nous sommes heureux de le faire, payer ici un juste tribut de reconnaissance envers nos Maîtres dans les hôpitaux et à l'École de Médecine de Marseille. Nous n'aurons garde d'ou-blier la bienveillance que nous ont toujours témoignée MM. les professeurs Chapplain, Combalat, Pirondi, Magail, et MM. les Drs Roux (de Brignolles), Poucel et H. Nicolas, médecins ou chirur-giens des hôpitaux.

Que M. le professeur Nicolas-Duranty reçoive aussi l'hommage de notre vive gratitude pour avoir mis sa bibliothèque à notre dis-position.

Nous adresserons surtout nos plus vifs remerciements à M. le Dr Livon, professeur de physiologie à notre École. Non seulement notre Maître nous a ouvert les portes de son laboratoire, mais il a bien voulu nous consacrer de nombreuses heures et nous prêter ainsi le précieux appui de sa grande expérience des vivisections.

Que notre ami, M. le Dr Fanton, veuille bien croire que nous garderons toujours le souvenir de la bonne amitié et des conseils éclairés qu'il n'a cessé de nous prodiguer dès le début de nos étu-

2

des médicales. Nous le remercions encore des observations qu'il nous a communiquées et que nous utiliserons plus loin.

Enfin, nous nous faisons un devoir de rappeler ici les noms vénérés de nos Maîtres, M. le professeur Fabre et M. le Dr C. Rougier, ravis depuis peu à notre affection : leur mémoire vivra à jamais dans notre cœur reconnaissant.

Nous appelons sur ce modeste travail l'indulgence de nos Juges, et il nous plaît d'espérer qu'ils voudront bien nous tenir compte des efforts que nous avons faits pour la mériter.

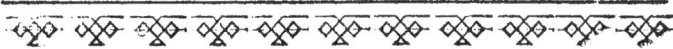

ESSAI SUR LA VALEUR RESPECTIVE

DE LA

TRANSFUSION DU SANG

ET DES

INJECTIONS QU'ON PROPOSE DE LUI SUBSTITUER

CHAPITRE PREMIER.

La Transfusion du Sang est-elle inutile ?

La transfusion du sang a été surtout préconisée dans les métrorrhagies puerpérales menaçant la vie de la femme. Dans un chapitre spécial, nous examinerons toutes les indications : celle que nous venons de désigner nous suffira, pensons-nous, pour répondre à la question qui fait l'objet de ce chapitre.

En parcourant les Traités d'accouchement, on voit que la femme, dans l'état de puerpéralité, est exposée à des hémorrhagies terribles, avant, pendant et après l'accouchement. Le placenta *prævia*, l'inertie utérine consécutive et quelquefois l'avortement, donnent lieu à un écoulement sanguin plus ou moins effrayant. Or, il s'agit de savoir :

1° Si cette hémorrhagie abondante peut amener la mort de la femme ;

2° Si l'on a, en dehors de la transfusion du sang, un moyen certain susceptible d'empêcher la femme de succomber par le fait de la perte sanguine ;

3° Si la seconde question est résolue négativement, il y aura lieu d'examiner si la transfusion du sang peut sauver une femme placée dans les mêmes conditions.

Après avoir répondu à ces trois questions, nous tirerons les conclusions et nous dirons quelques mots sur le mode d'action de la transfusion du sang.

1° L'hémorrhagie puerpérale peut-elle amener la mort ?

Une simple affirmation suffirait pour résoudre cette question, dont la réponse n'est, hélas ! que trop certaine. Tous les accoucheurs sont unanimes à reconnaître que, dans des cas trop nombreux encore, la perte de sang suffit à elle seule pour produire la mort de la parturiente.

Dans l'Introduction de sa Thèse inaugurale (*Aperçu histor. sur l'insert. vic. du placenta*; Paris, 1883), notre ami et ancien collègue d'internat, le Dr Plueytte, rappelle la statistique de sir James Simpson, à propos de la mortalité occasionnée par le placenta prævia. L'accoucheur anglais, « pour mieux frapper l'imagination, met en regard, dans un même tableau, les désastres qui ont le plus lourdement pesé sur notre siècle. Tandis que le choléra qui sévit en Angleterre en 1832-33 n'a donné qu'un décès sur 3 3/10, tandis que la fièvre jaune qui décima Gibraltar en 1823 n'a donné qu'un décès sur 4 5/10, les statistiques du placenta prævia accusent (pour les mères) un décès sur 3 6/10 ».

Dans ce travail, nous relevons 1,385 cas de placenta prævia ayant fourni 422 décès pour les mères. Sans doute, dans ces statistiques sont compris les cas dans lesquels l'hémorrhagie n'a pas été le seul facteur de la mort. Mais on sait que la perte sanguine est ce qui aggrave le plus le pronostic dans l'insertion vicieuse du placenta. Aussi voyons-nous qu'à partir du xvii° siècle, époque à laquelle le placenta prævia commença à être bien connu et décrit par P. Portal et Ph. Peu (cités par le D' Pluyette), tous les accoucheurs ont concentré leurs efforts vers ce but : tarir l'hémorrhagie, qui est déjà considérée par Ph. Peu comme « le plus dangereux, le plus universel et le plus pressant de tous les symptômes ».

Si nous lisons l'histoire de l'inertie utérine consécutive, celle de l'avortement et d'autres complications de l'accouchement, nous verrons encore l'écoulement sanguin apparaître souvent sous l'aspect le plus menaçant, et toujours cette complication sera le cauchemar des accoucheurs.

Écoutons M. Chailly-Honoré : « L'hémorrhagie ! Que ce mot rappelle à l'accoucheur de terreurs, d'angoisses ! Jamais drame n'a présenté de péripéties aussi saisissantes. L'action peut marcher d'abord avec lenteur et tenir l'homme de l'art dans une sécurité trompeuse ; puis la scène se déroule tout à coup avec une effrayante rapidité qui glace d'effroi les plus intrépides.... L'inefficacité des moyens ordinaires, de la compression même de l'aorte, comme moyens propres à arrêter une hémorrhagie après l'accouchement, présage une mort inévitable. »

Quel médecin versé dans la pratique des accouchements n'a pas été témoin d'une de ces hémorrhagies qui mettent la femme dans l'état le plus lamentable ? La face est décolorée ; les paupières, à demi fermées, sont immobiles, les pupilles extrêmement dilatées. La déglutition est difficile ou même impossible, et les quelques gouttes de liquide que peut ingérer la malade sont presque toujours rejetées aussitôt. La respiration est suspirieuse et rare ; les battements du cœur, faibles et précipités, donnent un pouls très accéléré, petit, dépressible et fuyant sous le doigt. La peau se couvre d'une sueur froide ; de fréquentes syncopes apparaissent, dans l'intervalle desquelles la parturiente montre à peine une faible lueur d'intelligence. L'insensibilité est de plus en plus grande et le collapsus de plus en plus profond. Le cœur, en ce moment, redouble d'efforts pour chasser vers le poumon le peu de sang qui le vivifie encore ; mais ce liquide est en quantité trop faible et ne suffira bientôt plus pour provoquer le réflexe respiratoire, l'encéphale n'étant plus irrigué en quantité suffisante. Ce réflexe va être définitivement suspendu si, à cet instant suprême, rien ne vient rétablir le bon fonctionnement du cœur. Enfin, l'organe central de la circulation, *ultimum moriens*, épuisé par de vains efforts, se contracte moins fréquemment et ne tarde pas à s'arrêter tout à fait.

N'est-il pas raisonnable d'admettre que dans ces cas la vie s'éteint faute de sang, ou, pour ne pas empiéter sur la discussion qui doit suivre, faute d'un liquide capable de maintenir la régularité des battements du cœur, capable de permettre à la respiration de continuer son jeu ? Qu'importent les excitants *intus et extra*, lors même que leur action se porterait sur le cœur et le poumon ? Ce qu'il faut au cœur, c'est de ne pas se contracter à vide ; sinon, malgré tout, il s'épuisera ; ce qu'il faut au poumon, c'est un liquide susceptible de s'oxygéner au contact de l'air et de transporter cet oxygène dans les tissus. Or, ce liquide excitant et vivifiant s'est écoulé par les vaisseaux béants de l'utérus, et, comme conséquence forcée, le poumon et le cœur vont cesser de fonctionner. Pour ranimer ces organes épuisés, le mieux est donc de restituer au moins une partie du liquide qui a fui. Nous verrons plus loin si la pratique est en rapport avec la théorie.

Les cas funestes auxquels nous venons de faire allusion sont rares, sans doute, relativement au nombre des accouchements, mais il nous suffit de savoir qu'ils existent, et, d'accord avec tous les accoucheurs, nous répondrons à la question posée en tête de ce paragraphe : Oui, l'hémorrhagie puerpérale peut, à elle seule, faire succomber la femme.

2⁰ A-t-on, en dehors de la transfusion du sang, un moyen certain susceptible de ranimer d'une manière durable une femme succombant à une hémorrhagie puerpérale ?

Nous n'avons pas à rappeler ici les nombreux moyens isolés ou combinés entre eux dont dispose le médecin pour combattre l'hémorrhagie. Nous ne dirons pas davantage à quels excitants l'on doit avoir recours pour stimuler une parturiente qu'une abondante perte de sang a mise au voisinage de la mort. Les Traités d'accouchement et de thérapeutique renferment des renseignements complets à ce sujet. Les ouvrages d'obstétrique nous apprennent encore qu'à un moment donné tous ces moyens échouent. Voilà pourquoi, depuis très longtemps (1615), on a eu l'idée de rendre aux vaisseaux sanguins une partie du liquide qui s'était écoulé. La transfusion du sang prend réellement naissance à cette époque, et, comme toute nouvelle méthode thérapeutique, subit de nombreuses vicissitudes. C'est qu'ici, comme dans toute autre opération, à côté des succès on a signalé des revers, et on a trouvé dans l'emploi de cette méthode des dangers que, hâtons-nous de le dire, on a beaucoup exagérés. Aussi, parmi les médecins, les uns ont rejeté cette pratique ; les autres, ayant plus de foi en leur art, ont cherché à la rendre plus facile et à la mettre à l'abri de tout danger. De là, l'invention de nombreux instruments plus ou moins parfaits. D'autres médecins enfin, tout en rejetant la transfusion du sang, en ont adopté le principe et ont proposé de lui substituer, soit la transfusion du lait, soit la transfusion de solutions salines. Ces transfusions sont, pour les médecins qui les préconisent, inoffensives, plus faciles et tout aussi efficaces que la transfusion du sang.

Bien que nous ayons pris l'hémorrhagie puerpérale pour point de départ de notre argumentation, nous parlerons dès maintenant, afin de n'avoir plus à y revenir, de tous les cas dans lesquels on a injecté du lait et des solutions salines au lieu de sang.

a. — TRANSFUSION DU LAIT.

Les avantages de cette opération sont, *à priori*, incontestables et plus grands que ceux de la transfusion du sang. Avec cette dernière, en effet, danger de coagulation, et, partant, d'embolie : de là, nécessité de se presser et danger de surprendre le cœur par un afflux trop brusque de sang. L'injection de sang faite d'homme à homme expose le donneur de sang au danger d'une phlébite, et, du reste, on ne trouvera pas toujours une personne disposée à sacrifier une partie de son sang. Faite de l'animal à l'homme, la transfusion sanguine est mauvaise, puisque, des deux sangs mis en contact, l'un se détruit plus ou moins, et l'autre dès lors ne charrie que des corpuscules inertes. La crainte de la coagulation du sang oblige les médecins qui veulent injecter ce liquide dans les vaisseaux d'un malade, à se servir d'un appareil spécial. Cet instrument spécial est loin de se trouver dans toutes les mains, et dès lors la transfusion du sang n'est pas d'une pratique courante.

Avec la transfusion du lait, au contraire, pas de coagulation possible : donc pas d'embolie ; on n'a pas non plus besoin de se presser pour pousser l'injection, et ainsi le cœur ne risque pas d'être violenté. Inutile de recourir à un instrument spécial : une seringue et une canule pouvant s'adapter au calibre de la veine constituent tout l'appareil instrumental. Le danger du côté du donneur de sang est supprimé. On aura toujours du lait à sa disposition, d'autant plus qu'il sera très utilement emprunté à une femme. Enfin, efficacité égale, ou à peu près, à celle de la transfusion du sang.

Voilà ce que nous disent les partisans de la transfusion du lait. Nous verrons plus loin ce qu'il faut penser des dangers de la transfusion du sang. Quant aux avantages de l'injection de lait, ils sont séduisants et se résument dans ces mots : facilité et sécurité dans l'opération, efficacité presque semblable. Mais ces avantages sont ils bien réels, et, chose plus importante, l'efficacité est-elle aussi grande qu'on le dit ? La suite de cette étude répondra à ces deux questions.

Les premiers essais de transfusion du lait n'ont pas été faits dans le but de substituer ce procédé à la transfusion du sang.

Lower, en 1619, fit une injection de 13 onces de lait (416 gram.) dans les veines d'un chien, qui succomba rapidement avec des palpitations et les symptômes d'une violente dyspnée. Les expériences de Clarke (1668), Coursen (1678), E. King, Gaspard, Donné et Beck sur le même sujet, ont montré que dans ces injections il y a presque constamment des troubles plus ou moins graves et souvent mortels de la respiration.

Ces résultats peu encourageants n'étaient sans doute pas connus des chirurgiens américains dont nous allons parler, et qui ont fait la transfusion lactée chez l'homme.

En 1850, le Dr Hodder (de Toronto, Canada), frappé de l'impuissance des moyens mis en usage contre le choléra, et sans doute pour rendre au sang la fluidité qu'il perd dans cette maladie, eut l'idée d'injecter du lait dans les veines de trois cholériques. Ces malades étaient sur le point de mourir : deux furent rappelés à la santé après injection de 14 onces de lait (450 gram.)

Le Dr Howe (de New-York), en 1877, donnait ses soins à un tuberculeux qui ne pouvait supporter aucun aliment, soit par la voie stomacale, soit par la voie rectale. L'inanition avait mis ce malade dans un tel état de faiblesse que le médecin résolut de tenter l'injection intra-veineuse de lait de chèvre pour relever les forces du phtisique. A peine 60 gram. eurent-ils pénétré par la veine céphalique gauche, que le patient se plaignit de vertiges et de maux de tête avec nystagmus et abolition de la vision.

Après un temps d'arrêt dans l'opération, 60 gram. de lait furent de nouveau injectés et donnèrent lieu aux mêmes phénomènes. Enfin 200 gram. en tout furent introduits dans la circulation : le pouls devint plus fort, le malade se sentit mieux; il mourut néanmoins quatre jours après.

En avril 1878, M. Bullard publia (*New-York med. Journ.*) un cas heureux d'injection intra-veineuse de lait. Le malade, 28 ans, atteint d'ulcère rond de l'estomac, était tombé dans un état grave d'anémie par suite d'hématémèses abondantes et répétées. Par la veine céphalique gauche on introduisit 7 onces de lait (224 gram.). L'état général s'améliora dès le lendemain ; mais, du lait s'étant répandu dans le tissu cellulaire, un phlegmon se déclara et il y eut menace de pyohémie. Le patient guérit toutefois de son phlegmon, et, un mois après, l'état général fut parfaitement satisfaisant : les forces étaient complètement revenues.

En mai de la même année, le Dr Gaillard Thomas (de New-York), connaissant les observations précédentes, dont les résultats lui paraissent encourrageants, pratique à son tour la transfusion du lait, qu'il trouve bien préférable à la transfusion du sang. Il publie ses observations (*New-York medic. Journ.*, mai 1878) dans un Mémoire qui conclut sans détour au rejet de la transfusion du sang, à laquelle il faut substituer les injections intra-veineuses de lait. Ce Mémoire est analysé par M. le Dr H. Leroux dans la *Revue des Sciences médicales* de M. Hayem (tom. VIII, pag. 760., tom. XII, pag. 688., tom. XIII, pag. 280). Voici les observations contenues dans ce Mémoire:

1° Chez une femme que des hémorrhagies utérines, survenues après une ovariotomie, avaient mise dans un état désespéré, M. Thomas, le surlendemain de l'opération, injecta par la veine basilique 8 onces et demie (272 gram.) de lait chaud et fraîchement extrait du pis de la vache. Après la troisième once (96 gram.), le pouls devient petit et rapide, et après l'introduction des 8 onces et demie, il se déclare un mal de tête si violent que la malade sentait sa tête comme sur le point d'éclater. Ce phénomène très douloureux fut de peu de durée, et une heure après le pouls s'éleva à 160 et la température à 104° F. (40° C.). La malade dormit tranquillement la nuit suivante, et six semaines après la guérison paraissait complète.

2° Une femme âgée de 22 ans, opérée d'un kyste de l'ovaire, fut prise d'une péritonite grave, et quatorze jours après eut dans l'abdomen un abcès qui s'ouvrit à l'extérieur. La suppuration, très abondante, épuisa rapidement la malade. Le Dr Thomas fit le 27 septembre une première injection de lait, dont on ne dit pas la quantité ; le lendemain, amélioratian notable.

1er mars. Nouvel affaissement : injection de 15 onces de lait (480 gram.), amélioration.

3, 4 et 5. Injection de 6 à 8 onces (192 à 256 gram.) : la malade mourut après la cinquième injection. L'auteur affirme que cette transfusion soutenait seule les forces de la malade.

L'autopsie dévoila une perforation intestinale communiquant avec le foyer purulent.

3° Une autre malade, opérée aussi d'un kyste ovarique, eut trois jours après une hémorrhagie interne ; par un drain placé dans la plaie chirurgicale on donna issue à plus d'un litre de sang liquide. L'hémorrhagie se renouvela le même jour, et la malade, dans un grand état de prostration, reçut une injection intra-veineuse de 15 onces de lait. Il ne se produisit aucun effet, et la malade mourut quelques heures après.

En résumé, d'après G. Thomas, sur douze injections intra-veineuses de lait, une seule a donné de mauvais résultats, pouvant s'expliquer par ce fait que le lait n'était pas frais, ayant été trait deux heures avant l'injection.

De tout ce qui précède, l'auteur conclut :

1° L'injection de lait à la place de sang, dans la circulation, est d'une pratique très simple ;

2° On ne doit employer que du lait tiré depuis quelques minutes d'une vache saine ;

3° Pour tout appareil, avoir un entonnoir en verre, un tube en caoutchouc et une très fine canule ;

4° L'injection intra-veineuse de lait est infiniment plus aisée que la transfusion du sang ;

5° L'injection de lait est habituellement suivie d'un frisson et d'une forte et rapide élévation de température ; puis tout se calme et l'amélioration se manifeste.

6° On peut injecter du lait, non seulement en cas d'hémorrhagie grave, mais en cas de choléra asiatique, de fièvre typhoïde, d'anémie pernicieuse ;

7° Il ne faut pas injecter à la fois plus de 8 onces de lait (256 grammes).

On trouvera dans le journal américain *The medical Record* de New-York (2 et 16 novembre 1878) deux Mémoires dus, l'un à la plume de Brinton, l'autre à celle de William Pepper. Le premier de ces auteurs rappelle le travail de G. Thomas, dont il adopte les conclusions. Le second donne deux observations personnelles : Dans un premier cas, une femme arrivée à un degré extrême d'anémie reçut deux injections de lait à vingt-sept jours d'intervalle ; l'une de ces injections fut de 5 onces (160 gram.), l'autre de 6 (192 gram.) ; la malade se rétablit. Dans le second cas, on fit trois injections intra-veineuses de lait chez un homme atteint de maladie d'Addison. Mort subite après la troisième injection.

William Pepper conclut :

1° Il faut injecter au moins six onces de lait ;

2° Les résultats sont aussi marqués après l'injection de lait qu'après la transfusion du sang ;

3° il n'y a pas de danger d'embolie après cette injection ;

4° Il y a généralement de l'albuminurie dans les jours qui sui-vent;

5° Les effets stimulants sont immédiats.

Le même auteur cite C.-T. Hunter, qui recommande de tou-jours filtrer le lait avant l'injection, et qui regarde comme dangereux le nettoyage à l'acide phénique de l'appareil trans-fuseur.

Dans un cas où le malade était tout à fait exsangue par suite d'hémorrhagie interne (fièvre typhoïde), Hunter se servit de lait de chèvre, et six heures après, le malade, jusque-là plongé dans la torpeur, reprenait ses sens (Cartaz, in *Revue* de Hayem, tom. XIII, pag. 722).

La *Gazette des Hôpitaux* du 25 septembre 1880 (n· 112) donne deux observations de tranfusion du lait, empruntées, l'une au *Paris médical*, l'autre au *Journal des Connaissances médi-cales*, et dues au Dr Jos.-W. Howe. Chez une femme âgée de 22 ans, syphilitique et atteinte de phtisie avancée, ce médecin in-jecta par la veine céphalique gauche environ 9 ouces (288 gram.) de lait de chèvre trait immédiatement avant l'opération. La ma-lade eut plusieurs secousses respiratoires que l'on arrêta en exer-çant une compression sur l'épigastre. Une demi-heure après, tout allait bien ; la respiration et le pouls avaient repris leur cours régulier. Au bout de deux jours, l'état parut assez satisfai-sant pour que M. Howe jugeât inutile de renouveler l'opération.

La seconde observation se rapporte à une jeune femme at-teinte de carie costo-vertébrale, avec suppuration abondante et diarrhée. L'épuisement était tel chez cette malade que le Dr Howe résolut de tenter l'injection intra-veineuse de lait. L'opération se fit par la veine céphalique et le lait fut emprunté à une femme. A peine une demi-once eut-elle pénétré, que le pouls s'éleva de 126 à 150, la respiration de 22 à 30, et la malade se plaignit de violentes douleurs dans les membres. Après un temps d'arrêt, on injecta la même dose, et aussitôt la respiration devint laborieuse et irrégulière, le pouls intermittent et presque imperceptible. On laissa le calme revenir, et un instant après on injecta lentement une once de lait: cette fois, la resp'ration s'arrêta complètement et le pouls devint imperceptible au doigt. On pratiqua la respiration artificielle et on eut beaucoup de peine à ramener les mouvements respiratoires. La mort survint dix jours après.

L'auteur de ces observations considère la transfusion du lait, non seulement comme inutile, mais encore comme dangereuse et incapable de soutenir la comparaison avec la transfusion du sang.

Des chirurgiens dont nous venons de rapporter les faits cliniques, le Dr Howe, seul, a fait des expériences sur les chiens : tous les animaux moururent. G. Thomas attribue ces mauvais résultats à un commencement d'altération subie par le lait trait depuis plusieurs heures. La remarque du médecin américain peut être juste, mais il est très étonnant que, voyant par où péchait l'expérimentation du Dr Howe, il n'ait pas repris à son tour les mêmes expériences avec les précautions voulues. L'analogie que le Dr Thomas trouve entre le chyle et le lait, et qui lui fait espérer que ce dernier se mêlera au sang comme le fait le premier, n'est pas suffisante pour autoriser d'emblée les essais de transfusion lactée chez l'homme. Il eût été raisonnable de commencer par la physiologie expérimentale. En ne le faisant pas, ces auteurs, tout en voulant rendre service à leurs semblables, se sont exposés à aller contre ce principe de l'art médical : *Primo non nocere*. Cette lacune, que nous signalons, a été comblée par les physiologistes dont il nous reste à parler ; nous allons donc entrer dans la phase expérimentale de la question.

Dans la séance du 12 octobre 1878 de la Société de Biologie,

Brown-Sequard présenta un chien auquel deux mois auparavant
il avait soustrait 95 gram. de sang, qu'il remplaça par 92 gram.
de lait.

Le chien s'en trouva très bien, et l'examen, fait par M. Malassez, démontra que les globules blancs du sang avaient considérablement augmenté de nombre et que les globules de lait dispa-
raissaient rapidement. Brown-Sequard dit que dans beaucoup de
cas l'injection intra-veineuse de lait peut remplacer la transfusion
du sang et donner des résultats aussi satisfaisants.

Dès 1873, M. le Dr Laborde avait présenté à la Société de
Biologie le résultat d'expériences qui ne permettaient pas de con-
cevoir les espérances que cette méthode avait déjà fait naître.
Continuant ses recherches avec M. Coultcher, un de ses élèves,
M. Laborde croit que la question n'est pas encore résolue. Nous
allons résumer ce travail, publié dans la *Tribune médicale* (1879
et 1881).

Dans une première série d'expériences, les auteurs se sont at-
tachés à la solution des questions suivantes :

1° Quels sont les effets immédiats et éloignés, locaux et généraux, de l'introduction du lait dans le système circulatoire à l'é-
tat physiologique ?

2° Que deviennent les éléments figurés du lait ?

Quatre expériences sur des chiens ont démontré les faits suivants :

1° Troubles respiratoires se présentant sous la forme d'une
dyspnée plus ou moins grande suivie d'agitation générale, se
montrant pendant ou après l'injection et allant souvent jusqu'à
l'asphyxie, prélude de la mort. De petites doses de lait (30 à
40 gram.) ne produisent pas ces symptômes graves.

2° Par suite de l'augmentation de pression, les battements cardiaques sont d'abord accélérés, au point de doubler parfois le

chiffre normal des pulsations ; puis le taux normal reparaît bientôt après l'injection.

3° Si le lait est introduit à la température ambiante, un abaissement de un degré centigrade se produit dans la température
rectale de l'animal. L'injection faite avec le lait possédant à peu
près le même degré de chaleur que le sang de l'animal détermine
une augmentation de un degré centigrade. Ces résultats, du reste,
sont légèrement variables selon que l'animal reste au repos ou
s'agite.

4° L'urine renferme une plus ou moins grande quantité de la
matière colorante du sang et de l'albumine.

5° Souvent, immédiatement ou quelques heures après l'injection, se montre chez l'animal un état d'affaissement avec somno-
lence et quelquefois stupeur, qui annonce d'ordinaire l'apparition
des accidents graves et presque toujours mortels signalés du côté
de la respiration.

6° Les globules laiteux, ainsi que l'ont démontré les autopsies,
paraissent se cantonner dans le parenchyme de certains organes,
des poumons en particulier. Ils forment dans le réseau capillaire
un amas qui obstrue ces vaisseaux, pendant que les globules
blancs du sang augmentent de nombre : il y a, en d'autres termes, embolie graisseuse et leucocytose. Les éléments figurés du
lait sont encore retrouvés dans les capillaires de l'encéphale, surtout dans la région bulbaire.

La conséquence de cet état de choses est de produire des foyers
apoplectiques dans le poumon, sous forme d'ecchymoses assez
semblables aux ecchymoses sous-pleurales de la mort par suffocation. Le fonctionnement du bulbe est modifié par suite de l'anémie de cette région.

MM. Laborde et Coutcher ont voulu étudier d'une façon plus
précise le mécanisme des embolies laiteuses. La grenouille leur
a paru très favorable à ce genre de recherches «à raison de la

facilité que présente l'observation de certains territoires capillaires durant la vie même de l'animal ». Sur ce batracien, les auteurs ont pu suivre les globules de lait dans leurs migrations ;
ils les ont vus cheminer dans les vaisseaux de la membrane inter-
digitale, dans ceux de la langue et du mésentère. Emportés par
le courant sanguin, ces globules ne paraissent pas gêner la circulation tant que le vaisseau ne se divise pas ; mais, survienne
une bifurcation ou même une courbe plus prononcée du vaisseau, aussitôt les globules laiteux s'accumulent en petit amas et
la circulation subit un ralentissement. Parfois ces petites masses,
après un arrêt momentané, sont déplacées par la force du courant sanguin, qui reprend sa marche ; mais vient un moment où
l'impulsion donnée par le sang n'est plus suffisante pour ébranler
la petite masse embolique, et la circulation est définitivement
interrompue dans un territoire vasculaire plus ou moins étendu.
Les animaux meurent presque fatalement.

Ces expériences démontrent un premier point, à savoir :
qu'avec la transfusion du lait comme avec la transfusion du sang,
on a à craindre les embolies. Ce fait était facile à prévoir, puisque,
parmi les globules du lait, il y en a un certain nombre dont le
diamètre est supérieur à celui des globules sanguins, soit des
animaux en expérience, soit de l'homme.

Les animaux sur lesquels étaient effectuées ces recherches
n'étaient pas placés dans les conditions où l'on se trouve lorsqu'on pratique la transfusion chez l'homme. Chez celui-ci, en
effet, l'injection intra-vasculaire est faite dans les cas d'anémie
extrême, soit aiguë, soit chronique, et alors que la pression est
très faible dans les vaisseaux. Au contraire, les sujets soumis
aux expériences précédentes étaient pris à l'état physiologique,
leurs vaisseaux contenant la quantité normale de sang. Il est
donc permis de se demander, en premier lieu, si les accidents
observés dans ces cas du côté de la respiration et de la circulation

ne peuvent pas être attribués en grande partie à la tension intra-
vasculaire, exagérée par le fait de l'injection du lait. En second
lieu, nous ne pouvons pas savoir si la transfusion du lait est susceptible de rappeler à la vie un sujet mis en imminence de mort
par une hémorrhagie considérable. Les auteurs ci-dessus ont con-
tinué leurs recherches dans ce but chez les animaux, afin d'arriver à résoudre la question suivante qui nous intéresse le plus : La
transfusion peut-elle donner de bons résultats chez l'homme ?

Cette seconde série d'expériences, ainsi du reste que celles qui
précèdent, se trouve consignée dans la Thèse inaugurale de M. D.
Culcer (sans doute M. Coultcher), élève de M. Laborde. Nous
trouvons deux expériences à ce sujet ; en voici le résumé.

Exp. xiii (pag. 61). Chien vigoureux, 14 kilos ; on retire à
3 h. 10 750 gram. de sang. A 3 h. 12, on injecte par le même
vaisseau (art. fémor.) 120 centim. cubes de lait de vache à la
température ordinaire. Momentanément ranimé, l'animal succombe à 4 h. 35.

L'auteur regrette, à tort selon nous, d'avoir retiré une aussi
grande quantité de sang.

Exp. xiv (pag. 64). Chien vigoureux, mâtin, de moyenne taille,
12 kilos.

Le 1ᵉʳ janvier à 4 h. 10, par l'artère crurale, on retire 350ᶜᶜ de
sang. Immédiatement après, par la veine crurale, on injecte
50ᶜᶜ de lait de vache chauffé à 38° C.

A 4 h. 35, nouvelle injection de 30ᶜᶜ de lait. La température
rectale avant l'expérience était 37°,7 ; elle descend à 37°,4 à la
fin de la seconde injection.

15. L'animal est trouvé mort : il a succombé à une hémorrhagie secondaire survenue par le bout inférieur de l'artère. Ce
chien paraissait d'un état général bon, mais un peu affaibli et très
amaigri.

De son travail, l'auteur conclut (pag. 72) :

« 1º L'introduction artificielle de lait dans le système circulatoire est loin d'avoir l'innocuité que les présomptions fondées sur certaines analogies, notamment l'analogie avec le chyle, pourraient tendre à lui faire attribuer. »

« 5º Dans l'état physiologique, notamment à la suite d'hémorrhagie expérimentale ou provoquée, l'intervention du lait ne semble efficace qu'à la condition que l'hémorrhagie ne dépasse pas une certaine mesure capable d'amener rapidement la mort, et que la quantité de lait introduite ne soit pas elle-même trop considérable dans un temps donné.

»Toutefois la déplétion sanguine préalable semble constituer une condition plus favorable à l'innocuité relative de l'injection de lait.

»6º En aucun cas l'injection intra-veineuse de lait ne nous paraît pouvoir remplir les véritables indications de la transfusion du sang et pouvoir être rationnellement substituée a celle-ci. »

Les autres conclusions (2º, 3º, 4º) reproduisent ce que nous a déjà appris le travail de MM. Coultcher et Laborde.

Des deux expériences que nous venons de résumer, la première seule possède, à notre avis, une véritable valeur. La condition, en effet, qu'il fallait réaliser dans l'expérimentation, était de placer les animaux en état de mort imminente, comme le sont les personnes chez lesquelles on se décide à faire la transfusion. Or, dit M. Hayem, « les chiens qui paraissent bien portants et qui ont été à peu près convenablement nourris, succombent rarement avant d'avoir perdu en sang 1/20 au moins du poids du corps. Les pertes de 1/19 à 1/14 sont habituellement mortelles et représentent la moyenne de la perte sanguine à faire subir en une fois à un chien pour le tuer.» (Leçons sur les modifications du sang.) Le chien de la treizième expérience de M. Culcer était donc réellement bien près de sa fin après avoir perdu 750 gram. de sang représentant le 1/18 du poids du corps, et nous voyons que la transfusion du lait ne l'a pas sauvé. Nous reviendrons plus loin sur ce fait capital.

Le chien de la quatorzième expérience, pesant 12 kilos, n'a perdu que 350^{cc} de sang, soit environ le 1/34 du poids de son corps. Dans ces conditions, cet animal n'avait pas besoin de la transfusion pour survivre, et l'expérience de M. Culcer perd beaucoup de sa valeur. L'auteur n'aurait pas dû regretter d'avoir fait perdre tant de sang à son premier animal, et il aurait dû renouveler l'expérience en se plaçant dans les mêmes conditions.

Nous allons maintenant rapporter quelques expériences dans lesquelles M. le professeur Livon a bien voulu opérer lui-même, et nous guider pour les recherches ultérieures. Nous l'en remercions encore une fois bien vivement.

Nous mettrons en tête, avec le n° 1, notre Exp. ix, dans laquelle le chien est mort sous nos yeux, par le fait seul de l'hémorrhagie, pendant que nous préparions une solution saline destinée à remplacer le sang perdu. Ce sera un point de repère par lequel le lecteur pourra se rendre compte du danger auquel se sont trouvés exposés nos autres animaux par suite de la saignée que nous leur avons faite.

Première expérience. — Saignée mortelle.

Jeune chien bull-dog, très bien portant, 12 kilos 800 gram. Température rectale 38°,8 centigrades ; pouls 136.

Le 17 avril 1884, à 6 h. 20 du soir, par l'artère crurale droite on tire en cinq minutes 625 centimètres cubes de sang, pesant 744 gram. et correspondant au 1/19,09 du poids du corps de l'animal. La température à la fin de la saignée est de 38°,2 ; le pouls est presque imperceptible et tellement rapide que nous ne pouvons en évaluer le nombre des battements. La respiration est haletante ; les pupilles sont extrêmement dilatées, les cornées insensibles. Quelques instants après, apparaissent des mouvements convulsifs dans les membres. Nous détachons aussitôt l'animal, et, voyant les mouvements respiratoires devenir de plus en plus rares, nous pratiquons la respiration artificielle par pression sur le thorax ; puis nous mettons le chien dans la position verticale, la tête en bas, et nous le maintenons ainsi quelques instants. Tous nos efforts sont stériles, et vingt minutes après la saignée l'animal meurt.

Cette expérience confirme l'opinion de M. Hayem, signalée plus haut, opinion qui est du reste celle de beaucoup d'autres expérimentateurs.

Revenons à la transfusion du lait.

EXPÉR. II. — Transfusion de 150cc de lait après saignée de 525 gram. — Mort.

Vieux chien bull-dog blanc, taches noires, bien portant ; poids 13 kil.100 gram.; pouls très irrégulier et très difficile à compter, battant 150 environ par minute. Température rectale, 38°,8.

Le 9 avril 1884, à 5 h. 50 du soir, par la carotide droite, saignée de 525 gram., soit le 1/24 du poids du corps. La température descend à 38°,2 ; le pouls, très petit, bat 160 environ. Les mouvements respiratoires sont plus rares et plus amples. Les pupilles sont extrêmement dilatées, les gencives très décolorées. Quelques soubresauts agitent l'animal.

A 6 h. 15, par la veine fémorale droite, injection de 150cc de lait de vache trait quinze minutes auparavant et chauffé au bain-marie à 39°. Le liquide est poussé avec une extrême lenteur et on met un léger temps d'arrêt entre l'introduction de chaque dose de 30cc, contenance de la seringue. Pendant cette opération, on observe une légère dyspnée, nullement inquiétante.

A 6 h. 40, l'injection est terminée, et, l'artère et la veine étant liées, nous détachons l'animal, qui se relève aussitôt vivement et saute de la table d'opération ; il marche et monte plusieurs escaliers pour se rendre à sa loge, où il se couche immédiatement.

10 avril, à 9 heures du matin, l'animal est trouvé mort, étendu sur le côté droit.

Autopsie. — Pas d'albumine dans les urines, qui sont parfaitement limpides ; quelques globules laiteux. Poumons légèrement congestionnés, surtout le droit (hypostase). Nous n'avons pas trouvé les ecchymoses notées par MM. Coultcher et Laborde.

L'oreillette droite est remplie par un gros caillot blanc jaunâtre à la surface, rouge noirâtre au centre. La partie blanchâtre est formée de fibrine et de globules laiteux ; la partie centrale contient surtout des globules sanguins et quelques globules laiteux.

Le ventricule droit contient des caillots analogues et de plus des caillots noirs.

Le cœur gauche renferme quelques caillots noirs très mous.

Les globules laiteux retrouvés dans les caillots n'ont subi aucune déformation.

Nous croyons que cet animal, vu son âge avancé, était, quoique n'ayant perdu en sang que le 1/24 du poids de son corps, placé dans un état incompatible avec le retour à la santé, et qu'il a succombé à l'hémorrhagie, dont les effets n'ont pas pu être conjurés par la transfusion du lait.

EXPÉR. III. — Transfusion de 40^{cc} de lait après saignée de 200^{cc}. — Mort.

Jeune chien blanc, bien portant, 10 kil. P. 132 ; T. R. 39°,4.

Le 10 avril, à 4 h.45 du soir, par la carotide droite, saignée de 200^{cc} en cinq minutes, soit le 1/46 du poids du corps. Dyspnée peu intense; battements du cœur plus rapides, plus irréguliers et plus faibles; décoloration des gencives; dilatation des pupilles; la température rectale a baissé de deux dixièmes de degré.

A 4 h.50, par la veine crurale droite, injection de 40^{cc} de lait de vache trait à 4 h.45 et chauffé à 39°. Pendant l'injection, poussée très lentement, il ne se manifeste rien de particulier du côté de la respiration.

A la fin de l'opération, 5 h.10, le thermomètre marque 38°,4. L'artère et la veine étant liées, l'animal est détaché ; il fait quelques pas et se couche; paraît très affaissé. Porté au chenil à 6 h.15, il boit avidement et se couche.

11 avril. A 9 heures du matin, il est trouvé mort, étendu sur le côté droit, la pointe du museau plongeant dans l'eau.

Autopsie. — Urine légèrement albumineuse, contenant sous le champ du microscope 5 ou 6 globules laiteux. Muqueuse vésicale intacte, reins normaux.

Muqueuse stomacale légèrement congestionnée par petites plaques.

Poumons peu congestionnés, ne portant pas d'ecchymoses. Le cœur droit est plein de caillots mous, noirâtres ; le sang renferme des globules laiteux entiers.

Chez cet animal, nous n'avons injecté que 40^{cc} de lait, afin qu'on ne nous objecte pas que la dose de lait avait été trop forte dans l'expérience précédente, et aussi parce que cette faible dose a souvent donné de bons résultats dans la transfusion du sang. Dans le cas actuel, la quantité de sang perdu était relativement peu considérable : l'animal aurait dû survivre lors même que l'on n'aurait rien fait pour le sauver ; nous le voyons pourtant succomber après l'injection de 40^{cc} de lait.

N'oublions pas de dire que notre jeune chien ne présentait pas les lésions que produit l'asphyxie par submersion : il aura succombé à une syncope au moment où il cherchait à boire.

Expér. IV. — Transfusion de 30^{cc} de lait après saignée de 250^{cc}. — Guérison.

Vieux chien mouton bien portant, pesant 12 kil. 200 gram. P. 116 ; T. R. 39°,2.

Le 12 avril, à 5 h. 55 du soir, par l'artère fémorale droite, saignée de 250^{cc}, soit le 1/46 environ du poids du corps de cet animal.

La température a baissé de trois dixièmes de degré et le pouls bat 98.

Cinq minutes après, par la veine crurale du même côté, injection de 30^{cc} de lait de vache à 39°, trait depuis quinze minutes. L'opération est faite très lentement ; néanmoins l'animal paraît souffrir, il gémit et s'agite violemment pour se dégager de ses liens.

La température, de suite après l'injection, remonte à 39°,4 ; le pouls bat 114.

Détaché, le chien marche assez facilement ; ramené au chenil à 7 heures, il boit avec avidité.

13. L'animal est alerte et gai ; le pouls bat 108. Le sang contient des globules laiteux entiers. L'urine ne présente rien à noter.

14. Même état satisfaisant. Albumine dans l'urine. Globules laiteux altérés dans le sang et dans l'urine.

16. État satifaisant ; urine toujours albumineuse ; globules réfringents très déformés dans le sang et dans l'urine.

18. Plus d'albumine, plus de globules laiteux dans le sang ni dans l'urine.

29. Le poids est de 11 kil. Il y a eu amaigrissement.

10 mai. L'animal pèse 11 kil. 200 gram.

A partir de ce moment, nous jugeons inutile de poursuivre l'expérience.

On pourrait nous adresser ici le reproche que nous avons fait nous-même à M. Culcer pour sa quatorzième expérience, c'est-à-dire de n'avoir pas mis notre chien dans un état suffisant d'anémie pour faire craindre une mort rapide.

Nous répondrons que nous étions désireux de voir survivre un de nos animaux, afin de suivre les modifications subies par le lait dans la circulation. Nous avons vu ainsi les éléments globulaires de ce liquide commencer à se détruire dès le troisième jour, et disparaître complètement le sixième jour après l'injection. Cette destruction s'opérait de la manière suivante : le globule réfringent se déformait d'abord, puis prenait un aspect crénelé, comme le font les globules sanguins, et finalement disparaissait.

Expér. v. — Transfusion de 120^{cc} de lait, après saignée de 537 gram. — Mort une heure et demie après.

Jeune chien, bull marron, en bonne santé, 12 kil. 800. P. 136. T. R. 39°,8.

Le 16 avril à 6 h. 20 du soir, par l'artère fémorale droite on tire 515^{cc} de sang, pesant 537 gram., soit le 1/23 du poids du corps de l'animal. Nous aurions voulu parvenir à une saignée plus abondante; mais, malgré plusieurs essais successifs, la fémorale ne donne plus rien.

La respiration est très haletante; le pouls, petit et rapide, ne peut être compté; la pupille est dilatée à l'extrême; la cornée est insensible; les gencives sont décolorées. La température est de 37°,8; l'affaissement est considérable.

A 6 h. 35, par la veine fémorale droite, injection très lente de 120^{cc} de lait de vache à 39°, trait quinze minutes auparavant. Il se produit une dyspnée assez intense; les battements de la fémorale gauche se perçoivent un peu mieux : ils sont toujours très précipités. La température rectale reste stationnaire.

A 6 h. 50, le chien est détaché, il ne fait aucun mouvement, et si ce n'était la respiration qui continue à s'effectuer, quoique plus rare, on croirait l'animal mort, tant son affaissement est grand. Dans l'espoir de diminuer cet état, nous tenons le chien deux ou trois minutes dans la position verticale, la tête en bas. La torpeur ne cesse pas et la respiration est de plus en plus difficile et rare : nous cherchons à l'activer par des pressions sur le thorax. Tout est vain, et notre transfusé, abandonné sur le sol, est absolument inerte ; la respiration s'embarrasse davantage ; le pouls est de plus en plus petit et la température a baissé encore de 2/10 de degré.

A 7 h. 55, quelques mouvements convulsifs agitent la tête et les membres, et à 8 heures la scène se termine par la mort.

Autopsie. — Urine non albumineuse, ne renfermant pas de globules de lait. Reins sains.

Estomac à demi plein d'une bouillie brunâtre, dans laquelle on reconnaît du pain, de la viande et des poils. Muqueuse saine, ainsi que celle du duodénum.

Poumons congestionnés à un plus haut degré que ceux des animaux morts précédemment ; quelques plaques d'ecchymoses; le tissu pulmonaire, coupé en petits fragments, laisse sourdre à la pression de petits corps blancs jaunâtres, dans lesquels nous trouvons un assez grand nombre de globules réfringents.

Oreillette droite pleine de caillots blanchâtres obstruant complètement l'orifice des vaisseaux pulmonaires ; ces caillots contiennent de nombreux globules laiteux. Des caillots semblables existent dans le ventricule droit et dans les cavités gauches du cœur. Ces caillots sont très mous et accompagnés dans le cœur gauche de caillots noirs et de sang noir et non coagulé.

L'embolie laiteuse, si bien étudiée par MM. Laborde et Coultcher, est ici très manifeste, et c'est elle certainement qui a amené le dénouement fatal.

Remarquons que dans le cas actuel nous n'avons pas fait la saignée par la carotide et que la circulation cérébrale n'a pas été gênée comme dans les Exp. ii et iii : le chien n'en a pas moins succombé.

EXPÉR. vi.— Transfusion de 115^{cc} de lait filtré, après saignée de 600 gram. — Guérison lente.

Jeune chien, bull blanc, du poids de 15 kil. 200 gram. P. 140. T. R. 39°.

Le 16 avril, à 7 heures du soir, saignée de 600 gram. ou le 1/25 du poids du corps. Nous désirions arriver à une perte de sang d'au moins 1/20 du poids du corps, mais il ne nous a pas été possible d'y parvenir, quoique nous ayons ouvert la carotide.

A 7 h. 20, par la veine crurale droite nous injectons lentement 115ᶜᶜ de lait passé à travers un linge fin très propre. Le lait, trait 55 minutes auparavant, provient, comme précédemment, d'une vache et est chauffé à 39°.

A 8 heures, l'animal est délivré de ses liens, il fait quelques pas et se couche ; il refuse de boire ; son affaissement est très grand.

17 matin. Nous trouvons le chien très abattu, ne répondant pas à nos caresses et nous regardant tristement. Les battements du cœur sont faibles et précipités (160); la respiration est très embarrassée, la langue très sèche. Le sang contient des globules laiteux entiers. Urine normale.

18. Moins affaissé ; se lève à notre approche et recherche nos caresses ; langue toujours très sèche ; P. 150; respiration haletante.

Urine légèrement albumineuse et contenant quelques globules réfringents déformés.

Le sang pris à l'oreille renferme des globules laiteux entiers et d'autres déformés.

20. Plus de globules laiteux entiers dans le sang et l'urine ; encore quelques-uns déformés et crénelés.

Urine toujours albumineuse.

22. Plus de globules réfringents dans le sang ni dans l'urine, qui est encore un peu albumineuse.

A partir de ce jour, rien de particulier à noter ; l'animal se rétablit lentement ; l'amaigrissement, qui s'était manifesté dès les premiers jours après l'injection, se dissipe peu à peu. Le 29 avril, le poids est de 14 kil. 800, et le 8 mai, de 14 kil. 900.

Un malentendu nous prive de la suite de cette observation: notre chien est sacrifié dans une autre expérience et jeté de suite, de sorte que nous n'avons pas pu faire l'autopsie.

En résumé, sur cinq injections intra-veineuses de lait chez les chiens, deux ont laissé survivre les animaux et trois ont été suivies de mort.

Le premier de nos chiens qui s'est rétabli n'avait perdu en

sang que le 1/46 du poids de son corps, quantité insuffisante pour amener la mort ; par conséquent, on ne peut raisonnablement conclure que l'injection de lait a produit un bon résultat.

Quant à notre second chien qui a survécu, il a subi une saignée équivalente au 1/25 du poids de son corps. Les conditions de l'expérience sont meilleures ici et se rapprochent davantage de celles que nous désirions réaliser : placer l'animal en état de mort imminente. Et, de fait, cet état n'était pas bien loin d'être obtenu, car les symptômes généraux présentés par ce sujet ont été assez accentués. On peut donc se croire autorisé à conclure que la transfusion du lait est directement cause du résultat favorable. Toutefois nous rappellerons que nous avons filtré le lait et que nous n'avons retrouvé dans le sang que des globules laiteux de moyenne et surtout de petite dimension ; les gros globules ont été retenus par le filtre. Nous avons par là supprimé un danger sérieux, celui de l'embolie laiteuse, et, à proprement parler, nous nous n'avons pas fait la transfusion du lait.

Pour MM. Laborde et Coultcher, l'injection intra-veineuse de lait filtré équivaut à une injection d'eau.

Les trois insuccès que nous avons eus peuvent être, croyons-nous, interprétés de la manière suivante.

Dans l'Exp. II, le chien a perdu en sang un poids correspondant au 1/24 du poids du corps. L'injection laiteuse n'a pas produit de résultats immédiats mauvais : la dyspnée a été légère, l'animal a paru même se relever de l'abattement qu'il avait éprouvé du fait de la saignée. Mais ce mieux n'a pas été de longue durée, et la mort est survenue pendant la nuit. La congestion pulmonaire, quoique légère, montre que le lait injecté a dû intervenir pour provoquer cette issue funeste.

L'Exp. III nous paraît plus difficile à discuter. En effet, notre jeune chien est très bien portant ; il subit une perte de sang assez modérée, 1/46 du poids du corps ; cette perte n'est accompagnée d'aucune convulsion, et très probablement, d'après ce que nous avons déjà dit, l'animal ne devait pas périr par le fait seul de l'hémorrhagie. Pourtant il succombe : dirons-nous que la mort doit être mise sur le compte de l'injection des 40^{cc} de lait ? Nous ne l'osons pas, car, de deux choses l'une : ou la dose était trop forte, ou elle était trop faible. Trop forte, c'est peu vraisemblable, quand nous voyons 80^{cc} (Exp. xiv de Culcer) et 150^{cc} (Exp. iv, personnelle) ne pas produire de mauvais résultats. Pouvons-nous affirmer qu'elle a été trop faible ? On nous objecterait aussitôt que dans notre Exp. iv le chien qui avait subi la même perte de sang, 1/46, n'a reçu que 30^{cc} de lait et a survécu.

Nous avons déjà dit que le jeune chien avait été trouvé le museau plongeant en partie dans l'eau, mais que nous n'avons vu aucune lésion pouvant être attribuée à l'asphyxie par submersion.

En définitive, quoique nous ayons constaté de la congestion pulmonaire, nous classerons ce fait parmi les douteux, pour ne pas nous exposer à donner une interprétation erronée.

Notre cinquième chien a perdu plus de sang qu'aucun des quatre autres, soit le 1/23 du poids de son corps ; c'est donc chez lui que la transfusion était le mieux indiquée, chez lui que l'on devait produire ce relèvement remarquable que l'on a surtout signalé dans la transfusion du sang. Or, c'est précisément celui chez lequel l'injection laiteuse a donné les résultats les plus mauvais et les plus rapidement funestes : dyspnée plus intense que chez les autres animaux, affaissement plus grand, et mort dans les convulsions une heure et demie après l'opération ; à l'autopsie, embolie laiteuse incontestable, tels sont les phénomènes observés. Ce dénouement rapide est, ce nous semble, bien propre à faire réfléchir les médecins partisans de la transfusion du lait appliquée à l'homme.

Pour conclure, nous dirons que, considérée au point de vue

expérimental, l'injection intra-veineuse de lait n'a donné jusqu'ici que quelques résultats assez satisfaisants et une immense majorité de résultats mauvais. L'expérimentation donne donc lieu de croire que la transfusion du lait sera impuissante à relever les forces d'un malade épuisé par une violente hémorrhagie, et exposera au danger des embolies laiteuses.

Quant à la clinique, elle n'a pas fourni des succès aussi brillants que veut bien le dire M. G. Thomas. Des douze injections de lait que rappelle cet auteur, une seule, dit-il, a donné de mauvais résultats. Or, si nous nous reportons aux sept observations que nous résumons plus haut d'après le praticien américain, nous trouvons trois guérisons seulement (Hodder, Thomas), deux morts (Hodder, Thomas) et deux améliorations suivies de mort (Howe, Thomas). Ainsi rectifiée, la statistique de M. Thomas est loin d'être encourageante. Nous devons dire que les guérisons et les améliorations se sont trop souvent produites au prix de vives souffrances pendant l'opération même. En effet, le tuberculeux de M. Howe se plaint de vertiges, de mal de tête, avec nystagmus et abolition de la vision : on n'avait introduit que 60 gram. de lait ; une nouvelle dose, égale à la première, provoque les mêmes symptômes, et le malade meurt quatre jours après. Dans une autre observation, la malade dit que sa tête va éclater, tant elle est douloureuse. Ces phénomènes pénibles ne se présentent pas dans la transfusion du sang humain, où l'on n'observe qu'un frisson plus ou moins long, frisson qui, du reste, se montre également dans la transfusion du lait.

Dans les six autres observations non contenues dans le Mémoire de G. Thomas, et que nous résumons aussi plus haut, nous avons à noter, au point de vue du résultat brut, trois guérisons, deux morts et une amélioration qui n'a probablement pas beaucoup retardé la mort, car la malade était syphilitique et phtisique avancée.

Ici encore, nous voyons l'opération être accompagnée d'acci-

dents graves. C'est ainsi que nous relevons un phlegmon du
bras par épanchement de lait dans le tissu cellulaire (Bullard).
Qu'on ne nous objecte pas que le sang, dans les mêmes circonstances, produirait le même effet fâcheux. Les cas de Karst
(de Kreuznach, 1873), de M. Nicaise (1875), du Dr Romeo
Paladini (de Missaglia, 1883), les expériences de Landenberger
(1874), de MM. Malassez et Poncet, en France, de Ponza, en
Italie, répondront victorieusement à cette objection. Ces auteurs
ont injecté du sang dans le tissu cellulaire chez quelques malades et chez de nombreux animaux, et ont toujours observé
une résorption rapide sans aucun accident (Jullien, Thèse,
pag. 153). Le Dr R. Paladini (*Gaz. hebd. de Méd. et Chir.*, nov.
1883) a injecté 130 gram. de sang dans le tissu cellulaire abdo-
minal chez une femme qui n'en éprouva aucun désagrément ;
ce médecin pense qu'avec plusieurs piqûres on pourrait aller
jusqu'à 400 gram. de sang.

N'oublions pas de signaler la mort subite survenue chez un
des malades de Pepper. Rappelons enfin les deux observations
du Dr Jos.-W. Howe, si instructives au point de vue des effets
immédiats de l'injection intra-veineuse de lait. La phtisique eut
plusieurs secousses respiratoires pendant l'opération ; la malade,
atteinte de carie, fut, malgré la lenteur de l'introduction du lait,
prise de troubles respiratoires si subits et si intenses et de prostration si complète que les personnes présentes désespéraient,
au dire de l'auteur, de voir la patiente revenir à la vie.

Il est fâcheux que les médecins qui veulent substituer l'injection du lait à la transfusion du sang n'aient pas employé leur
méthode dans les cas où elle trouverait le mieux son indication,
dans l'hémorrhagie puerpérale. Nous n'avons en effet rencontré
aucune observation à ce sujet. Et si, dans les trois cas d'hémorrhagie non puerpérale dont il est question plus haut, nous relevons une guérison rapide (Hunter), une amélioration (G. Thomas),
nous avons aussi à déplorer une mort prompte (G. Thomas), mal-

gré l'introduction de cinq onces de lait. Et, du reste, d'après les expériences sur les animaux, nous voyons que lorsque la mort est réellement imminente, la transfusion du lait ne peut produire l'effet qu'on en attend : le retour à la vie.

b. — TRANSFUSION DE SOLUTIONS SALINES.

Cette méthode a été employée un plus grand nombre de fois que la transfusion du lait, soit en clinique, soit au laboratoire ; aussi nous sera-t-il plus facile d'en donner une appréciation.

Les avantages que nous avons reconnus à l'injection intra-veineuse de lait se rencontrent encore ici. Les solutions salines ont même sur le lait cet avantage que, ne renfermant pas de corpuscules globuleux, elles ne peuvent donner lieu à la formation de coagulum. De plus, si les partisans de la transfusion du lait s'appuient sur l'analogie de ce liquide avec le chyle, ceux de la transfusion de solutions salines peuvent invoquer l'analogie de ces solutions avec le sérum sanguin. Et, il faut le dire tout d'abord, les auteurs, physiologistes ou médecins, qui se sont livrés à cette pratique, soit sur les animaux, soit sur l'homme, ont cherché à faire des solutions ayant, au point de vue des sels, une composition aussi semblable que possible à celle du sérum naturel. Or, à mesure que l'analyse chimique se perfectionnait, on a mieux connu la proportion relative de chacun des sels du sérum ; de là vient la multiplicité des formules proposées pour faire le sérum artificiel.

Le sérum naturel renferme à peu près 6 à 8 $^{o}/_{oo}$ de sels, dont la plus grande partie à bases alcalines (Küss). Le chlorure de sodium domine : 3 à 5 $^{o}/_{oo}$; le carbonate de soude vient ensuite : 1 à 2 gram. $^{o}/_{oo}$; puis, le phosphate de soude 2 à 5 décigram. $^{o}/_{oo}$ On trouve encore dans de faibles proportions, du phosphate et du carbonate de potasse, du chlorure de potassium et du phosphate de chaux.

Le sérum le plus employé a été celui de Th. Latta, ainsi formulé :

Muriate de soude (Na Cl)............	3 à 5 grammes.
Sous-carbonate de soude............	2^{gr},50
Eau distillée.....................	2838 grammes.

On trouvera dans la Thèse de M. Viault (Paris, 1875, n° 411) plusieurs autres solutions, parmi lesquelles celle de M. Dujardin-Beaumetz (1873) que nous reproduisons :

Eau dist.........................	1000 grammes.
Na Cl...........................	3^{gr},10
Carbon. soude...................	1 grammes.
Lact. soude.....................	1 —
Sulf. potasse...................	1 —
Phosphate soude.................	0^{gr},30

Cette formule, dit M. Viault, « se rapproche de la formule du sérum humain donnée par Dumas, mais ce n'est pas encore là l'idéal du liquide à injecter ; car si ce liquide ne dissout pas complètement les globules, comme le fait l'eau simple, il ne laisse pas de les altérer encore assez profondément».

Cette altération globulaire dont parle M. Viault se présente plus ou moins avec tous les sérums artificiels proposés jusqu'à ce jour. Aussi plusieurs auteurs ont-ils préconisé l'emploi du sérum naturel, et les expériences sont venues démontrer, ce qu'il était facile de prévoir, que ce liquide est bien préférable à toutes les solutions plus ou moins analogues. Nous verrons plus loin pourquoi la transfusion du sérum naturel est restée jusqu'ici dans le domaine de l'expérimentation.

Ce fut pendant l'épidémie cholérique qui ravagea une partie de l'Asie et l'Europe de 1830 à 1837, que prirent naissance les injections intra-veineuses de solutions salines. Hermann (de Moscou) préconisa d'abord les injections d'eau pure, et son concitoyen

Jœnichen, voyant que l'on obtenait quelques bons effets de l'administration de l'eau salée par la bouche et le rectum, injecta dans les veines, non plus de l'eau pure, mais de l'eau additionnée de chlorure de sodium. Cette pratique parut efficace dans plusieurs cas, mais les résultats n'en furent pas publiés.

Cependant, en Angleterre, les recherches chimiques d'O'Shaugnessy apprirent que dans le choléra le sang perd sa partie liquide et les sels qu'elle contient. Aussi Th. Latta, guidé par ses recherches, donnait-il à ses cholériques des solutions salines en boisson et en lavement. Mais, ne réussissant pas à arrêter les vomissements, il se décida à introduire directement ces solutions dans les veines. Les succès qu'il obtint engagèrent plusieurs médecins à imiter cet exemple, et, d'après Littré (*Gaz. méd.*, 1832, Viault Thèse, pag. 102), sur 74 cas publiés en Angleterre, on note 22 guérisons, « ce qui est beaucoup, dit M. Viault, si on considère que ces injections n'ont été faites que chez des malades cyanosés et regardés par les médecins comme voués à une mort certaine».

Tous ces malades, du reste, avaient été traités en vain par les autres médications.

En France, ces sortes d'injections ont donné presque constamment des insuccès, ce que M. Viault est disposé à attribuer aux faibles doses employées. Tandis en effet que les médecins d'outre-Manche ont injecté de $1^k,866$ à $13^k,190$, les praticiens français ont rarement atteint 1 kilogr. et se sont contentés parfois de 60 gram.

Dans les épidémies suivantes, on fit quelques tentatives semblables, dont plusieurs furent encore suivies de succès [1].

En résumé, dans le choléra, la transfusion de solutions salines a donné d'assez bons résultats, et si, comme le dit Littré, ces in-

[1] Dans l'épidémie qui fait en ce moment tant de ravages à Toulon et à Marseille, ce genre de traitement n'a pas été mis en usage. Nous devons remercier M. A. Porte, agrégé de Pharmacie à l'École de Médecine navale de Toulon, d'avoir bien voulu nous transmettre ce renseignement pour cette ville.

4

jections n'ont pas assez réussi pour qu'on puisse les vanter comme un spécifique, elles n'ont pas non plus assez échoué pour qu'on puisse les laisser tomber dans l'oubli (Viault, pag. 102).

Si maintenant nous considérons les effets de ces solutions injectées dans les cas d'anémie aiguë par hémorrhagie abondante, nous pourrons mieux comparer cette pratique à celle de la transfusion du sang.

Les cas que nous connaissons ne sont pas bien nombreux, parce qu'ils ont été publiés à l'étranger et que nous n'avons pas pu nous procurer les documents originaux. Heureusement, nous avons trouvé l'analyse de quelques observations et de quelques expériences dans plusieurs recueils français.

Gaule, au moyen d'une solution de sel marin à 6 gram. avec 0,05 de soude caustique dans 1 litre d'eau, avait réussi à faire battre le cœur d'une grenouille extrait du corps de l'animal (Hayem, *Leçons sur modif. du sang*).

MM. Jolyet et Laffont, étudiant les effets des injections d'eau salée dans le système circulatoire des animaux exangues, ont constaté que la solution à 1/2 %, c'est-à-dire celle des histologistes, qui n'altère pas ou peu le globule sanguin, ranime les animaux saignés à blanc. Cet effet se comprend de la manière suivante : Chez un animal saigné à blanc, les battements du cœur s'affaiblissent, la pression du sang artériel tombe, la respiration se ralentit et s'arrête, et la mort a lieu parce que les centres nerveux ne sont plus suffisamment excités par le sang. Dans ces conditions, l'eau salée ne remplace évidemment pas le sang, ou mieux, le globule sanguin, qui seul peut porter aux centres l'oxygène capable de les exciter et de les faire fonctionner. Mais ce liquide salin agit en remplaçant le sang perdu, comme masse, et en faisant remonter la tension artérielle, tension qui est une des conditions essentielles de la vie. Pour que les centres nerveux soient excités, il faut qu'il leur arrive du sang contenant des globules normaux chargés d'oxygène, mais aussi que ce sang leur arrive sous une certaine pression. L'eau salée injectée a pour effet de rétablir cette dernière condition chez les animaux. (Société de Biologie, séance du 9 novembre 1878).

MM. Kronecker et Sander (*Berlin. klin. Wochensch.*, 29 déc. 1879) se sont aussi occupés de la question au point de vue expérimental, et ont conclu que la transfusion de solutions salines est indiquée dans les cas d'anémie aiguë, où elle donne d'excellents résultats. Deux chiens pesant, l'un 13 kil., l'autre 7 kil., perdirent par la saignée carotidienne l'un 600 gram., soit 1/21,6 du poids du corps, l'autre 275 gram. ou 1/25,4 de sang. Le cœur de ces animaux ne battait plus que très faiblement lorsqu'on leur injecta dans la jugulaire externe une quantité de liquide salin égale à celle du sang perdu. Ce liquide était composé de 6 gram. de NaCl additionné de 5 centigr. d'hydrate de sodium par litre d'eau distillée. Les deux chiens se rétablirent très promptement.

Les expériences de ces mêmes auteurs sur des chats on donné de mauvais résultats (*Revue* de Hayem, tom. XVII).

La Thèse de M. E. Schwartz (de Halle, Wurtemberg, 1881) donne sur ce sujet une série d'expériences qui engagent l'auteur à conclure, comme les précédents, à l'excellence de la méthode dans les mêmes cas. Ces conclusions sont reproduites dans le même journal de Berlin (1882). Pour M. Schwartz, les transfusions faites jusqu'ici dans l'anémie aiguë n'ont conduit à aucun résultat (nous nous inscrivons en faux contre cette assertion par trop fantaisiste), parce qu'elles étaient basées sur une fausse idée du mécanisme de la mort par hémorrhagie et de l'action de la transfusion.

La mort dans ce cas est due principalement à la cessation de la circulation, et cet arrêt tient à une simple disproportion mécanique entre la largeur des vaisseaux et leur contenu, et non pas à une diminution du chiffre des hématies. Une thérapeutique ra-

tionnelle doit donc avoir pour but principal de faire disparaître
d'abord cette disproportion.

Si les moyens ordinaires échouent, on recourra à une méthode
absolument innocente, extrêmement sûre et active, véritablement
héroïque : c'est l'injection directe de solutions faiblement alcalines (0,6 °/₀) de sel de cuisine dans le système circulatoire.

L'action de cette transfusion sur l'activité cardiaque, la pression
sanguine, la respiration et toutes les autres fonctions de la vie,
s'est montrée surprenante chez des lapins et des chiens qui avaient
perdu moitié à deux tiers de la masse du sang.

La quantité minima à injecter éventuellement chez l'homme
serait de 500ᶜᶜ.

Cette transfusion serait encore indiquée dans le cas de collapsus grave, où l'on doit admettre la parésie d'un grand district circulatoire, par exemple dans les opérations sur l'abdomen (*Gaz.
hebd. de Méd. et Chir.*, n° 9, 1883).

Depuis la Thèse de cet auteur, cinq cas de transfusion au sel
de cuisine ont été publiés par Bischoff, Kütsner, Kochen et
Kümmel.

Bischoff, chez une femme atteinte d'hémorrhagie puerpérale
grave, fit une transfusion d'eau salée. Par l'artère radiale gauche, il injecta 1,250 gram. d'une solution à 0,6 °/₀ de Na Cl additionnée de potasse caustique. La malade guérit.

Pour cet auteur, cette méthode doit être réservée aux cas où
la circulation est compromise par suite de diminution de la masse
sanguine, les organes hématopoïétiques restant intacts.

Quoique Bischoff ait sauvé sa malade, nous ne serions pas
tenté de l'imiter en ce qui concerne le choix du vaisseau ; car,
ainsi que nous aurons encore l'occasion de le dire, une plaie artérielle est toujours plus grave qu'une plaie veineuse, et nécessite la ligature, ce qui expose à la gangrène. Les deux faits suivants sont des exemples du danger de la tranfusion artérielle.

Hermann Kümmel (*Centralblatt für Chir.*, 1882, n· 19) a pu-

blié un Mémoire sur l'action et les dangers des injections intra-
veineuses des solutions salines dans l'anémie aiguë.

Chez un homme de 28 ans atteint d'hydronéphrose suppurée,
on pratiqua la néphrectomie, opération qui amena une hémorrhagie abondante. Le malade tomba dans un tel état d'affaissement, malgré tous les moyens mis en usage, même les injections
sous-cutanées d'éther, qu'on se décida à lui faire une transfusion
de solution de Na Cl à 0,6 % avec deux gouttes de soude caustique. Le liquide étant à 39° C. et à la pression de 0,75, puis de un
mètre, on injecta 1 kilog. Le pouce, l'index et la région méta-
carpienne devinrent d'une pâleur livide cadavérique. Le pouls se
releva d'abord, mais le lendemain la mort arriva ; l'autopsie ré-
véla une dégénérescence amyloïde de l'autre rein.

Une femme de 61 ans avait subi une résection du genou pour
une arthrite déformante suppurée. Le soir, une hémorrhagie
abondante détermina une grande prostration. Le chirurgien pratiqua alors par l'artère radicale gauche une injection de 500 ^{cc}
de la solution précédente ; la malade reprit ses sens ; mais, pendant l'injection même, il se produisit un gonflement douloureux
de la région thénar. Deux jours après, la gangrène se déclara à la
main opérée, et l'on se vit obligé de recourir à l'amputation de
l'avant-bras. La guérison survint, mais on voit à quel prix.

Schwartz, déjà cité, a fait une transfusion saline chez une
femme opérée d'un cancer utérin, et tombée dans un état de profonde adynamie par suite d'une violente hémorrhagie. Les injections sous-cutanées d'éther avaient été impuissantes à relever
la malade. Par la veine médiane on injecta, en vingt minutes,
1000^{cc} de la solution au chlorure de sodium. Le résultat fut
prompt et la malade reprit immédiatement connaissance.

Pellacani (*Archives des Sciences médic.*, vol. V) a rapporté
aussi des expériences favorables à cette méthode.

Au commencement de la présente année, M. William Bull a
inséré dans le journal *The medical Record* (5 janvier) un Mé-

moire rappelé dans la *Gazette hebdomadaire de Médecine et de Chirurgie*, n· 9.

L'auteur signale les observations parues jusqu'à ce jour et arrive au chiffre de 19 injections salines dans divers cas d'hémorrhagie abondante ou d'empoisonnement par des substances diverses. Sur ce nombre, il y a eu 13 guérisons et 6 morts. M. W. Bull a eu deux fois recours à ce genre d'injection, avec addition de carbonate de soude; il a obtenu 1 guérison et 1 mort; il pense que, vu la facilité de l'opération, elle est appelée à remplacer la transfusion du sang.

Aux faits précédents nous ajouterons deux expériences personnelles pratiquées sur des chiens.

EXPÉR. VII. — Transfusion de 300ᶜᶜ de solution saline après saignée de 700 gram. Survie de l'animal.

Bull-dog blanc et noir, 5 ans environ, bien portant, pesant 15 kil. P. 140; T. R. 39°,6.

Le 18 avril, par l'artère fémorale droite, saignée de 700 gram., soit le 1/21 du poids du corps de l'animal.

Dix minutes après la saignée, injection par la veine fémorale droite de la solution de Kronecker et Sander :

Chlorure de sodium...... 6 gram.
Soude caustique.......... 0,05.
Eau distillée............. 1000 gram.

Le liquide, étant amené à la température de 39° centig., est poussé très lentement dans la veine, avec, entre chaque dose de 30ᶜᶜ, une pause suffisante pour recharger la seringue. Malgré la lenteur de l'injection, l'animal est pris d'oppression, il gémit et cherche à se défaire de ses liens. Après 150ᶜᶜ l'oppression est très vive et nous jugeons prudent de suspendre l'opération, qui est reprise 15 minutes plus tard, le calme étant parfaitement revenu.

La même dose de 150ᶜᶜ est de nouveau injectée avec les mêmes précautions et l'apparition des mêmes symptômes du côté des poumons. Quant à la circulation, elle a été modifiée de la manière suivante : Dès la première dose de 150ᶜᶜ, les battements du cœur ont été plus forts et le pouls à la fémorale gauche est devenu mieux perceptible et plus rapide, 160 à la minute. La température, de 38°,6 qu'elle était immédiatement après l'écoulement sanguin, est descendue à 38°.

Le chien, détaché, marche très difficilement et se couche bientôt, après avoir bu avec avidité. Monté au chenil 10 minutes après, il boit de nouveau.

19. Battements du cœur très précipités, 160 ; respiration haletante ; affaissement considérable. Urine non albumineuse; examinée au microscope, on y trouve quelques globules sanguins altérés ; une goutte de sang pris à l'oreille nous montre au microscope des globules rouges normaux et quelques-uns déformés et épineux.

20 et 21. Même état ; l'urine présente les mêmes caractères.

22. L'animal est plus vif et plus gai ; le pouls revient à la normale, 145; l'anhélation est moins forte. L'urine contient encore quelques globules sanguins altérés, ainsi que le sang de l'oreille.

27. Poids 14 kil. A partir de ce jour, plus rien dans l'urine ; l'amaigrissement, qui est très manifeste, va commencer à se dissiper peu à peu, et le 20 mai nous trouvons un poids de 14 kil. 200. Ce résultat nous paraît suffisant et nous abandonnons l'animal pour le cours de physiologie.

Expér. viii. — Transfusion de 480cc de solution saline (même formule) après saignée de 795 gram.

Jeune bull-dog marron, pesant 15 kil. 300. P. 145. T. R. 39°,6.

Le 22 avril, à 10 heures matin, par l'artère crurale droite, saignée de 795 gram., soit le 1/18,9 du poids du corps. Nous ne pouvons obtenir une perte plus grande et nous n'arrivons pas aux grandes convulsions, mais on comprend l'état d'affaissement dans lequel se trouve le chien : le tableau en est connu, nous n'y insistons pas.

De 10 h. 20 à 10 h. 25, nous introduisons par la veine fémorale droite sept seringues de 30cc chacune de la solution saline à 39°centig.

L'animal est très oppressé ; le pouls très petit bat 102 et le thermomètre marque 37°,4 dans le rectum.

Après cinq minutes de repos, l'oppression disparaît et l'injection est continuée avec plus de lenteur encore ; mais chaque nouvelle injection est marquée par une forte suffocation et par les gémissements de l'animal.

Néanmoins, à 11 h. 10, nous arrivons à la seizième seringue, soit en tout 480cc.

A 11 h. 20, la température est 36°,4; le pouls est un peu plus fort.

Le chien, détaché à ce moment, fait quelques pas et se couche sans vouloir boire.

23. Très affaissé ; battements du cœur faibles et très précipités : 160; la respiration est haletante. L'urine contient quelques globules sanguins et un léger nuage albumineux apparaît à la chaleur. Du sang pris à l'oreille et examiné au microscope contient des globules rouges normaux et d'autres en moins grand nombre, déformés et crénelés.

24. L'animal se lève à notre approche, il est plus alerte; le pouls bat 156. L'urine se trouble davantage par la chaleur et les globules sanguins sont plus nombreux, ils sont déformés. Les mouvements respiratoires sont toujours effectués péniblement.

26. Urine normale ; pouls 150 ; anhélation persistante. Encore quelques globules crénelés dans le sang.

30. L'animal se rétablit lentement à partir de ce jour et plus rapidement toutefois que le chien précédent, ce qui s'explique par ce fait qu'il est plus jeune et se portait beaucoup mieux avant l'opération.

20 mai. Nous le perdons de vue, son état est satisfaisant.

Ces deux expériences ont en somme, donné un bon résultat; mais nous devons faire remarquer que, malgré la perte énorme que les chiens avaient subie, ils ne se trouvaient pas encore dans les conditions qu'il aurait fallu réaliser et dont nous avons parlé maintes fois.

Voici deux expériences plus décisives à ce sujet. Elles sont dues à M. Hayem et nous seront d'un grand secours pour nos conclusions.

Le professeur de thérapeutique de Paris s'est servi de la solution à 6 pour 1,000, et il a constaté au préalable qu'une goutte d'un mélange à portion égale de sang de chien et de cette solution permet de compter 212 globules rouges, puis une heure après 110 seulement, et une dizaine vésiculeux et pâles.

A un chien robuste de 9 kilog. 300, M. Hayem fait par la fémorale une saignée de 600^{cc}, 1/15 environ du poids du corps, et obtient les convulsions tétaniques bien caractérisées, critérium d'une mort inévitable. La respiration étant suspendue, on l'entretient artificiellement pendant l'injection lente, par la veine fémorale, de 320^{cc} de sérum artificiel. Une minute après la fin de l'injection, la respiration s'effectue spontanément et le chien se remet lentement. Deux minutes après, il peut se tenir sur les pattes de devant. « C'est une véritable résurrection » ; mais, malgré cela, l'animal est trouvé mort le lendemain matin. A l'autopsie, tous les viscères paraissent sains; le sang de la veine cave montre des globules rouges non empilés, épineux, quelques-uns sphériques; les globules blancs sont gonflés, ne contenant presque plus de granulations protoplasmiques, et les noyaux sont devenus remarquablement clairs et visibles.

Le second chien de M. Hayem pesait 8^k,750 et avait déjà subi, un mois auparavant, une saignée de 400^{cc}. Pour la présente expérience, on fait à l'animal, par la fémorale gauche, une nouvelle saignée de 450^{cc}, soit le 1/19,4 du poids du corps; l'état tétanique est produit avec renversement de la tête en arrière ; la respiration n'est pas complètement suspendue.

Une injection de 300^{cc} de la même solution est poussée lentement par la veine fémorale droite, une demi-minute après l'apparition des grandes convulsions. L'effet immédiat est excellent : disparition de la raideur tétanique et de la dilatation pupillaire, rhytme respiratoire redevenant normal. L'opération terminée, l'animal se tient debout, et cinq heures après on le trouve mort. L'autopsie donne les mêmes résultats que précédemment.

Quant au sérum naturel, il faut qu'il soit emprunté à un animal de même espèce pour donner de bons résultats. Les effets en sont alors excellents et on obtient la survie définitive de plusieurs des animaux saignés jusqu'à la mort imminente. Mais, d'une part, le sérum naturel est long à préparer, et dans les cas où l'on se croirait obligé de pratiquer la transfusion chez l'homme, on ne pourrait, pour ce motif, recourir à ce liquide. D'autre part, les personnes qui veulent substituer l'injection intra-veineuse du sérum à la transfusion du sang donnent entre autres raisons la suivante : la transfusion du sang d'homme à homme expose une personne saine au danger d'une phlébite.Or, nous venons de voir que le sérum naturel n'est bon qu'à la condition de provenir d'un animal de même espèce; donc, pour ce second motif, le sérum naturel ne saurait être utilisé en clinique.

Le sérum du lait, proposé en 1823 par Albertoni, n'est pas pratique non plus, parce qu'il serait trop long à préparer, et il n'est pas bien sûr qu'il jouisse de l'innocuité que lui attribue l'auteur; car, fait remarquer M. Viault,les autres sérums altèrent les globules rouges quand l'animal est d'espèce différente, et il est probable qu'il en est de même du sérum du lait.

Il eût été intéressant de comparer l'effet des divers sérums artificiels proposés; mais, on l'a vu, c'est presque toujours la même formule qui a été adoptée : 6 pour 1,000. La simplicité et la facilité avec laquelle on peut la préparer, la feront choisir de préférence, et si une telle solution n'est pas la plus inoffensive, elle a le grand avantage d'être la plus pratique.

Les effets de l'injection intra-veineuse de solutions salines se portent sur la circulation et la respiration, qui sont, dans beaucoup de cas, ranimées aussitôt.Cette excitation est transmise aux centres nerveux et la vie semble renaître. Et, disons-le dès maintenant, bien que, au moins dans les cas les plus graves, cet effet ne soit que passager, il ne faut pas cependant le perdre de vue et dédaigner un remède capable de donner à la nature le temps de faire quelques efforts favorables (Viault) ou au médecin celui de préparer des transfusions de sang pur (Henneguy, *Revue* de Hayem, tom. XXI).

Nous pouvons, dès à présent, faire ressortir les conclusions suivantes :

1° L'injection intra-veineuse de sérum artificiel est théoriquement indiquée dans la période algide du choléra, pour permettre au sang épaissi de reprendre sa fluidité. Pratiquement, quelques bons résultats incontestables autorisent à recourir à ce moyen. 2° Dans l'anémie aiguë, elle donnera des succès si la mort n'est pas réellement imminente, et dans ce dernier cas elle sera impuissante à déterminer une survie définitive.

c. — INJECTIONS SOUS-CUTANÉES D'ÉTHER.

Ces injections passent auprès de plusieurs personnes pour avoir des vertus égales, sinon supérieures, à celles de la transfusion du sang; il est donc important d'en parler ici.

«M. le professeur Verneuil et le Dr Ocounkoff ont, les premiers en France, fait connaître les effets salutaires des injections sous-cutanées d'éther dans le traitement de l'anémie aiguë, et Chantreuil, dans ses leçons faites à l'hôpital des Cliniques, cite plusieurs observations très intéressantes où les injections d'éther ont été préconisées avec succès pour stimuler les centres nerveux de ses malades, qui étaient épuisés par des pertes abondantes et répétées. Il va même jusqu'à dire que ces injections lui ont paru aussi efficaces que la transfusion elle-même » (Dr de Vlaccos, Thèse de Paris, 1882, n° 137).

M. Verneuil, qui a inspiré la Thèse inaugurale de Mlle Ocounkoff (Paris, 1877), nous paraît, de même que M. Chantreuil, trop absolu, et nous aimons mieux la déclaration du Dr J.-M. Ollivier (Thèse de Paris, 1883, n° 182). Cet auteur, en effet, se basant sur les expériences de ses devanciers, et en particulier sur celles du professeur Hayem et sur les siennes propres, admet avec raison des degrés dans les hémorrhagies. Pour lui, ces injections pourront réussir dans certains cas, mais, dans d'autres, la transfusion du sang sera la seule ressource capable de sauver le malade. Voici du reste quelques extraits du travail de M. Ollivier :

« Il est acquis pour nous que les injections sous-cutanées d'éther sont, grâce aux propriétés de ce liquide, capables de dissiper la torpeur et de faire disparaître la prostration, qui est le caractère essentiel de certains états ». « Nous n'avons nullement l'intention de détrôner la transfusion du sang. »

L'auteur rappelle ensuite la lecture de M. Hayem à l'Académie de Médecine (séance du 19 déc. 1882. *Bulletin* de cette Académie, pag. 1,468). Le Professeur de Paris fait subir à des chiens une forte perte de sang déterminant les convulsions tétaniques. Or, en pareil cas, les injections sous-cutanées d'éther ne peuvent conjurer le péril et ne sont suivies d'aucune action sensible; au contraire, la transfusion avec du sang complet produit une véritable résurrection. Les résultats sont les mêmes lorsqu'on retire aux animaux une quantité de sang calculée de telle sorte (1/19 du poids du corps) qu'après l'hémorrhagie ils se trouvent dans un état presque à la limite entre la mort imminente et la survie possible. Aussi M. Hayem pense-t-il qu'il n'est pas exact de dire que la transfusion du sang est une opération inutile, pouvant être remplacée par la stimulation que provoque l'éther en injection sous-cutanée.

Cette citation faite, le Dr Ollivier ajoute : « Après une démonstration aussi évidente de la supériorité de la transfusion, il ne nous semble plus permis de la mettre en parallèle avec la médication qui nous occupe. A la suite de grandes hémorrhagies chirurgicales ou puerpérales, la préférence doit être donnée à la transfusion sanguine par le médecin, qui cherche les plus puissants moyens de guérison. Toutefois, les états graves consécutifs à ces hémorrhagies admettent des degrés, et dans tel cas où la suprême ressource n'est pas encore absolument indiquée, l'éther peut être utile. »

Nous nous rallions à ces sages paroles, parce qu'elles nous offrent une ressource de plus en présence d'une hémorrhagie grave, tandis que l'opinion des Drs Verneuil, Ocounkoff et Chantreuil ne nous laisse d'espoir que dans les injections sous-cuta-

nées d'éther en nous faisant renoncer à la transfusion du sang.
Nous les adoptons encore, parce que dans les cas les plus graves les injections d'éther sont impuissantes à provoquer la stimulation attendue, puisqu'elles ne peuvent remplir la première
indication, à savoir : apporter au cœur une nouvelle dose d'un
liquide excitant.

Dans le paragraphe précédent, nous avons vu deux exemples
de cette impuissance (1re Obs. de Kümmel et Obs. de Schwartz).

Dans l'épidémie de choléra qui règne actuellement à Marseille et à Toulon, les injections sous-cutanées d'éther à la
période algide n'ont absolument rien produit de favorable (Ro-
chard, communication à l'Académie de Médecine, 8 juillet 1884.
Communication orale de MM. Giraud et Oddo, internes à l'hôpital des cholériques de Marseille).

On a noté des paralysies à la suite des injections sous-cutanées d'éther. Ces paralysies ont toujours cédé plus ou moins
facilement à l'application de l'électricité et ne sont pas une raison suffisante pour faire rejeter cette pratique, si facile et réellement efficace dans plusieurs cas de collapsus. Nous donnerons
seulement le conseil de ne pas faire les injections au membre inférieur, dont la paralysie serait plus grave, puisque le malade ne
pourrait pas profiter assez tôt du relèvement de ses forces pour
se livrer à l'exercice salutaire de la promenade à pied.

« Pour la dose d'éther à injecter, dit le Dr Ollivier, on aura
surtout pour guide l'effet qu'il s'agit d'obtenir. Le but que l'on
se propose d'atteindre, c'est cette stimulation dépendant de la
période d'excitation de l'éthérisme. Le faciès du malade, qui
semble reprendre quelque animation; l'état du pouls, qui devient
plus fort, indiquent que l'action s'est produite. Il suffira désormais d'entretenir et d'accentuer cette amélioration. »

« En général, la dose moyenne est 1gr,50 à 3 gram. par jour,
que l'on injecte en deux, trois ou quatre fois. C'est la quantité

recommandée par M. Du Castel dans la variole; c'est également celle dont se servent, dans le cas de pneumonie, MM. les professeurs Peter et Brouardel. »

« Chez les enfants, on se sert de doses plus faibles, et on les injecte par demi-seringues. »

Les doses indiquées ici nous paraissent préférables aux 15 à 20 gram. conseillés par M. Verneuil, parce que ces dernières doivent plus facilement entraîner des accidents.

d. — CONCLUSIONS.

Dans les paragraphes prédédents, nous avons démontré, nous l'espérons du moins :

1° Que l'hémorrhagie puerpérale peut amener la mort de la femme;

2° Que l'injection intra-veineuse de lait, non seulement ne possède pas l'efficacité qu'on lui attribue, mais encore qu'elle offre le danger sérieux des embolies graisseuses.

Pour supprimer ce danger, il faut filtrer le lait de manière à éliminer les gros globules graisseux, et on obtient ainsi un liquide qui dissout plus ou moins les globules sanguins et n'a pas la puissance désirable;

3° La transfusion de solutions salines possède, à un plus haut degré, l'efficacité que nous recherchons; mais dans les cas les plus graves d'hémorrgagie profuse, on ne peut compter sur cette méthode, alors impuissante.

Les injections sous-cutanées d'éther peuvent être mises à peu près sur le même plan que les injections intra-veineuses d'eau salée.

Donc, nous n'avons pas encore trouvé un moyen certain de ranimer d'une manière durable une femme succombant à une hémorrhagie puerpérale.

Donc encore, il nous faut examiner si la transfusion du sang est assez puissante pour nous permettre d'atteindre le but proposé; nous répondrons ainsi à la troisième question.

3° La Transfusion du Sang peut-elle sauver une femme en imminence de mort par hémorrhagie puerpérale ?

Ici encore, interrogeons la clinique et l'expérimentation.

La clinique a fourni d'assez beaux résultats, comme nous l'apprend la statistique relevée par M. Oré (de Bordeaux) (1884). Sur 117 cas de transfusion de sang faite dans la métrorrhagie puerpérale seulement, nous trouvons 77 succès et 40 insuccès. Dans ces 40 insuccès, huit fois on a signalé une amélioration notable et la mort est survenue par des complications indépendantes de l'opération : phlébite utérine, péritonite, septicémie, fièvre puerpérale. Deux fois on a eu à déplorer l'entrée de l'air dans les veines, mais nous verrons que ce terrible accident pourra toujours être évité.

Restent 30 cas dans lesquels l'insuccès a été complet : la transfusion du sang n'a pas pu sauver les malades, mais il serait injuste de dire que cette opération a déterminé la mort.

Oré et plusieurs autres auteurs font remarquer, avec juste raison, que dans toute opération il y a des revers ; pourquoi demander à la transfusion plus qu'on ne demande aux autres opérations?

Nous résumerons plus loin six observations inédites dans lesquelles nous relèverons 5 guérisons et 1 mort. En les ajoutant aux 117 cas de Oré, nous avons la proportion encourageante de 82 guérisons, 8 améliorations et 33 insuccès, en y comprenant les 2 dus à l'entrée de l'air dans la circulation.

Mais, nous demandera-t-on, dans les succès relatés, est-il bien certain que la transfusion du sang ait sauvé les malades, et la guérison ne sera-t-elle pas survenue sans cette opération ?

Nous voudrions répondre à cette double question, qui n'est pas nouvelle, par le récit de tous les faits qui ont été publiés; mais notre travail excéderait de beaucoup les limites qu'il est raisonnable de s'imposer dans une Thèse inaugurale. Du reste, tous ces faits sont rapportés dans les travaux de Oré, Marmonnier, Moncoq, Casse, de Belina, Jullien, Roussel, etc... Nous nous contenterons de rappeler une remarquable observation qu'on trouvera dans les études physiologiques de Oré sur la Transfusion du sang (1868), et dans le *Bulletin de Thérap.* (tom. LVI, pag. 85). Ce fait nous sera encore utile pour arriver à la solution de deux autres questions posées plus loin.

OBSERVATION. — Avortement au quatrième mois; métrorrhagie, transfusion du sang, guérison; par le Dr Dutems.

Mme Vatin, 40 ans, d'une constitution robuste, est mère de sept enfants. Après chaque accouchement elle s'est soumise à un allaitement prolongé comme mère et comme nourrice.

Dans le courant de 1857, son dernier nourrisson rendu, la menstruation reparaît régulièrement toutes les trois semaines jusqu'à la fin de mars 1858. Les règles faisaient défaut depuis quatre mois, lorsque le 18 août un écoulement subit et abondant se manifeste sans cause connue (avortement).

La malade, effrayée, se condamne au repos pendant un jour, puis reprend les soins de son ménage, et le sang se remet à couler, mais avec modération, jusqu'au 22, jour où le liquide s'échappa en plus grande quantité.

Chacun des sept jours suivants fut marqué par une métrorrhagie notable, et le 29 l'écoulement sanguin fut si abondant que la femme eut plusieurs syncopes. Dans la nuit, vers deux heures, à la suite d'une lipothymie très prolongée, survint une attaque convulsive si violente que le mari crut perdre sa femme. Puis se montrèrent de fréquents vomissements et la malade tomba dans la prostration la plus grande.

« Mandé à quatre heures du matin, je fus, dit le docteur Dutems, effrayé par le spectacle qui s'offrit à ma vue. La quantité de sang perdu était si considérable que toute la literie était traversée. »

Malgré la présence d'un caillot qui obturait l'orifice du col, l'hémorrhagie continuait. — Potion tonique alternant avec une potion à l'ergotine (2 gram. pour 125 gram. eau dist.); glace dans la bouche pour combattre les vomissements ; vessie de glace sur l'hypogastre ; coussin pour relever le siége. Les médicaments sont rendus aussitôt après leur ingestion et la perte continue jusqu'à quatre heures du soir.

« Les traits affaissés de la malade, qui donnaient à son visage un aspect cadavérique, le refroidissement des extrémités, la disparition du pouls à la radiale, le bruit très faible des battements du cœur, qui ressemblait à une sorte de tremblement, tout me faisait présager une fin prochaine. En face de semblables symptômes, je ne vis de ressource que dans la transfusion du sang. »

Le médecin perdit encore du temps pour aller à la ville voisine, Saint-Quentin, prendre ses instruments et s'assurer le concours d'un confrère, qui lui fit défaut, les deux médecins chez lesquels se rendit M. Dutems étant absents. Il se résigna à agir seul.

Un homme de 45 ans, bien portant, fournit le sang, qui fut recueilli dans une seringue à hydrocèle dont le corps en étain était entouré de linges imbibés d'eau chaude. La veine céphalique droite de la malade avait été au préalable rendue plus apparente par un bandage compressif, mise à nu par une incision à a peau et isolée dans l'étendue d'un centimètre. La seringue étant remplie et l'air chassé, les linges imprégnés d'eau chaude sont changés et une incision longitudinale faite à la veine permet l'introduction de la canule.

Le piston est alors poussé lentement, et, dit l'auteur, « mon opération était près d'être terminée lorsque la malade, qui était restée complètement immobile pendant toute la durée des incisions, par suite de l'insensibilité dans laquelle elle était plongée, fut prise d'une attaque convulsive que je crus mortelle, tant elle fut violente. La crise dura une minute seulement ; l'inspiration de vapeurs de vinaigre et des frictions vigoureuses sur les membres apaisèrent ces symptômes effrayants ».

La malade reprit peu à peu ses sens et ne tarda pas à pouvoir exprimer ce qu'elle ressentait : c'était une sensation de bien-être.

Cette crise engagea le médecin à ne pas continuer la transfusion : les deux tiers du sang contenu dans la seringue, soit 120 gram., avaient pénétré.

En quelques instants il se produisit une réaction inespérée : le pouls reparut et marqua 124 pulsations ; les battements du cœur reprirent leur force et leur netteté, sans être accompagnés d'aucun bruit anormal.

Deux cuillerées de la potion tonique furent alors bien supportées, et à partir de ce moment tout alla de mieux en mieux ; les forces se relevèrent peu à peu ; le quatrième jour, la malade put être levée pour qu'on fît son lit, et le douzième jour après l'opération elle se promenait seule dans son jardin. Enfin la santé s'est parfaitement rétablie.

Cette opération nous paraît des plus caractéristiques, et nous ne nous arrêterons pas à de longues réflexions. La perte de sang a été très considérable et les symptômes qu'elle a amenés étaient, on ne peut le nier, d'une gravité extrême. En effet, les syncopes répétées, les vomissements incessants, le refroidissement des extrémités, la disparition du pouls, sont bien les symptômes qui annoncent une fin prochaine. Sans doute quelquefois des malades sont revenus à la vie sans la transfusion, après avoir présenté ces symptômes effrayants. Mais lorsqu'on se trouvera en présence d'un état si grave, pourra-t-on assurer que la mort ne surviendra pas ? Toute la question est là, et si l'on veut y répondre sans détour on apportera un argument puissant en faveur de la transfusion du sang ; car, dans l'adynamie profonde qui suit les hémorrhagies, l'homme de l'art est plutôt enclin à émettre un pronostic funeste qu'à espérer et à faire espérer la survie des malades.

Dans ces conditions, nous estimons qu'il vaut mieux employer un moyen, même incertain, que de continuer des remèdes demeurant sans effet. Le Dr Dutems s'est trouvé dans cette situation critique, et voyant que, malgré tout, ses efforts restaient impuissants et que la malade ne revenait pas à la vie, il s'est décidé avec raison à pratiquer la transfusion du sang, dont les bons effets se sont produits rapidement.

Le succès a été obtenu, ne l'oublions pas, malgré la simplicité de l'outillage et malgré l'absence d'aides spéciaux. Enfin, l'accident qui est survenu pendant l'opération a été attribué par l'auteur lui-même « peut-être à l'entrée de l'air dans la veine », et M. Oré, se basant sur ses expériences, est certain que l'air doit ici être incriminé. Néanmoins la guérison est survenue à bref déla. Nous tirerons parti de ces faits un peu plus loin.

Dans les autres observations de guérison, les malades étaient aussi dans un état désespéré, et c'est en vain qu'on avait employé les moyens usités en pareil cas.

L'examen impartial des faits cliniques ne nous permet pas de nous ranger du côté des ennemis de la transfusion du sang, et cette opération n'aurait-elle sauvé qu'une seule malade, que son utilité serait démontrée.

Si nous passons aux résultats de l'expérimentation, notre réponse sera plus catégorique ; ici en effet, nous l'avons dit maintes fois, nous avons un critérium certain de la mort inévitable : ce sont les grandes convulsions. Or, tirez du sang à un chien jusqu'à production de l'état convulsif tétanique ; injectez dans ses veines, avec toutes les précautions voulues, du sang d'un autre chien, et la vie sera conservée à cet animal qui allait périr. Sur d'autres chiens, amenez les convulsions par le même procédé, injectez du sérum artificiel : vous ne sauverez pas vos opérés; avec le sérum naturel, vous les sauverez quelquefois ; les injections sous-cutanées d'ether vous donneront des résultats négatifs. En résumé, « dans les cas de mort véritablement imminente par anémie absolue, seul le sang complet peut amener à coup sûr un rétablissement durable, définitif, de l'animal» (Hayem, *Modific. du sang*, pag. 485).

Donc, d'après la physiologie expérimentale, la transfusion du sang complet n'est pas seulement utile, elle est encore nécessaire.

Nous n'avons pas dit qu'il existât dans l'hémorrhagie puerpérale un symptôme ou un ensemble de symptômes constituant, comme nous l'admettons chez le chien, un critérium de la mort inévitable. Mais, nous le répétons, puisque, dans la situation grave que nous avons signalée, on portera plutôt un pronostic funeste, en raison même de l'impuissance des excitants ordinaires, nous ne pensons pas qu'il soit irrationnel de recourir à la transfusion du sang. Et, d'après les faits connus, nous croyons pouvoir assurer que le médecin qui dans cette situation desespérée tentera cette opération, se convaincra bientôt qu'elle peut sauver une femme en imminence de mort par hémorrhagie puerpérale, et que, partant, la transfusion du sang n'est pas une opération inutile.

MODE D'ACTION DE LA TRANSFUSION DU SANG.

1° *Action stimulante.* — La première action du sang transfusé est de stimuler le centre circulatoire qui était tombé à un degré extrême d'affaiblissement. Sous l'influence de cette nouvelle ondée, le cœur se remet à battre avec une nouvelle vigueur et avec plus de régularité.

Cette action peut se prouver par l'expérience bien connue de Schiff : Un cœur de grenouille, séparé complètement du corps, cesse de battre dès qu'il est vide de sang ; mais les battements recommencent si l'on introduit du sang dans l'oreillette ; cette expérience peut être renouvelée plusieurs fois sur le même cœur.

Le physiologiste allemand Budge a fait une expérience encore plus intéressante : De simples fragments détachés du cœur encore chaud perdent la faculté de se contracter si on enlève tout le sang qui les baigne ; mais ils recommencent à palpiter dès qu'on y verse quelques gouttes de leur excitant physiologique.

Cette action, que l'on ne peut constester, ne doit pas être la seule, car on l'obtient aussi par le lait et les sérums divers, comme on a pu le comprendre par ce que nous avons dit de ces liquides. Et dès lors il y aurait bien plus d'avantages à injecter par exemple les sérums.

2° *Action hydrostatique.* — Il a donc fallu invoquer une autre action, et l'on a dit que le sang transfusé agit par effet hydro-statique, selon l'expression de Roussel. Quelque faible que soit la quantité de sang injecté, la tension s'élève immédiatement dans le système circulatoire, qui recommence à fonctionner.

Les centres nerveux vont bénéficier de cette double action et, se trouvant soudains mieux irrigués, ils vont reprendre bientôt leur bon fonctionnement. Aussi voit-on, dans la plupart des cas, la prostration dans laquelle était plongé l'organisme faire place rapidement à un réveil de toutes les forces vitales.

Ce résultat, de même que celui que nous allons étudier en troisième lieu, n'est pas le propre de l'injection du sang, et on ne peut pas éviter de l'attribuer aussi aux autres liquides que nous avons passés en revue plus haut.

3° *Rénovation globulaire.* — On sait qu'après une hémorrhagie, les organes hématopoïétiques entrent dans une phase de suractivité qui a pour but de réparer le plus vite possible la perte qui vient de s'effectuer. Les globules sanguins sont alors reproduits en plus grande quantité qu'à l'état ordinaire, nous n'avons pas à dire par quel mécanisme, et la réparation sanguine est bientôt un fait accompli.

Mais si l'écoulement sanguin a été assez abondant pour amener les symptômes graves décrits plus haut, l'hématopoïèse a subi, cela se conçoit, le contre-coup de la dépression générale et s'est trouvée par ce fait considérablement affaiblie, sinon arrêtée tout à fait. Or, grâce à la transfusion, cette importante fonction est rétablie plus ou moins vite, et il se produit une poussée d'hématoblastes (Hayem) très favorable à la rénovation globulaire.

4° *Greffe sanguine.* — On discute encore pour savoir si le sang transfusé continue à vivre dans le nouvel organisme où il a été introduit, ou s'il se détruit après un temps plus ou moins long.

Roussel (de Genève) est convaincu que la greffe sanguine existe, que le sang nouveau, en d'autres termes, continue à vivre comme s'il s'était formé dans cet organisme même. Pour le médecin génevois, les auteurs n'ont contesté la greffe sanguine que parce qu'ils ont transfusé du sang altéré par le contact de l'air et des parois de verre ou de métal de l'appareil employé. Mais lorsque le sang injecté est vivant, qu'il n'a subi aucune altération, il reste dans la circulation de l'opéré et l'on n'en retrouve aucune trace dans les urines.

La théorie de M. Roussel est non seulement séduisante, mais très rationnelle, à notre avis, et les faits semblent lui donner raison. Nous avons admis, avec preuves à l'appui, la supériorité de l'injection du sang sur les autres genres d'injection. Il est incontestable que cette supériorité s'explique mieux en admettant la greffe sanguine.

Toutefois, en général, on n'admet pas que le sang nouveau continue à vivre par la greffe, mais qu'il se détruit plus ou moins vite. D'après les expériences de numération faites par M. Hayem, « les globules ainsi transportés, non pas même d'un organisme dans un autre, mais d'un point du même organisme à un autre point, en passant par un instrument, sont en quelque sorte voués à une mort prématurée. Toutefois, tandis que les hématies disparaissent, elles sont remplacées par d'autres que l'animal a lui-même fabriquées, et c'est probablement parce que les globules du sang complet vivent assez longtemps pour permettre un commencement de réparation que la transfusion du sang complet produit la survie définitive des animaux sur le point de succomber à une hémorrhagie » (*loc. cit.* pag. 485).

On le voit, la question est encore en litige, mais il ne nous répugne pas d'admettre l'opinion de M. Roussel.

5° *Action hémostatique.* — Dans quelques observations, on a pratiqué la transfusion du sang alors que l'hémorrhagie n'était pas complètement arrêtée, et la perte a été tarie. Dans d'autres cas, par cette opération on a fait cesser d'une manière définitive cette fâcheuse disposition que présentent quelques personnes à perdre une grande quantité de sang pour une cause insignifiante, en un mot l'hémophilie (cas de Samuel Lane, 1839). On peut donc se demander si la transfusion n'a pas une action hémostatique. M. Moncoq, qui admet que le sang agit comme modificateur local et général, exprime cette pensée : « Dans le premier cas (modification locale), dit-il, on pourrait presque dire qu'il agit comme hémostatique. Le mécanisme est facile à comprendre. Le collapsus dans lequel se trouve plongée la personne épuisée par l'hémorrhagie empêche les vaisseaux de se contracter ; mais, sous l'influence du sang injecté, leur contractilité reparaît et met fin à l'hémorrhagie » (*Transf. du sang*, 1874, pag. 241).

M. Casse (1874) admet cette action hémostatique dans l'écoulement sanguin post-puerpéral seulement. Dans ce cas, l'injection
intra-veineuse de sang apporte à la matrice une quantité plus
grande de ce liquide, excitant par excellence, « et l'on est en
droit de dire, ce que les faits ont d'ailleurs prouvé, que, la contraction utérine étant plus énergique, les fibres de la matrice
diminuant par leur contraction le volume de cet organe, la transfusion agira comme un puissant hémostatique ».

M. Hayem admet aussi que l'injection intra-veineuse de sang
a une influence marquée sur la coagulabilité de ce liquide.

De ce qui précède, il suffit de retenir que le sang transfusé
agit en élevant la tension vasculaire et en favorisant la réparation
globulaire par une prompte poussée d'hématoblastes. En d'autres termes, par la transfusion du sang on gagne du temps (Moncoq) et, la thérapeutique intervenant, on pourra consolider l'œuvre
commencée.

CHAPITRE II.

La Transfusion du Sang est-elle difficile et dangereuse ?

En présentant la transfusion du sang comme difficile, M. Verneuil a-t-il voulu faire allusion à la peine que l'on éprouve parfois à découvrir la veine et à introduire la canule ? Nous ne le pensons pas, et, du reste, à propros du manuel opératoire nous indiquerons comment il faut procéder : nous affirmons dès maintenant qu'en général on arrive assez facilement à bout de ces deux actes préliminaires. Nous croyons plutôt que le chirurgien de Paris voulait exprimer cette pensée, erronée comme nous le verrons, que cette opération, si simple en apparence, exige un appareil compliqué et spécial. Nous allons signaler quelques faits qui prouvent le contraire.

a. — UNE INSTRUMENTATION SPÉCIALE N'EST PAS INDISPENSABLE.

En 1829, Savy prit une petite seringue ordinaire en étain qu'il plongea dans l'eau tiède, et injecta 4 onces de sang (328 gram.) à une malade anémiée au plus haut point par une hémorrhagie puerpérale (avortement); la malade revint à la vie (*Journal universel des Sciences méd.*, tom. LVII).

La même année, pour un cas analogue, le D' Goudin eut recours à la transfusion du sang, qu'il pratiqua au moyen d'une seringue ordinaire de huit onces. Il chauffa l'instrument au degré de la chaleur du corps et le remplit aux deux tiers de sang. Quatre onces environ furent injectées doucement, et la malade reprit ses sens presque aussitôt et se rétablit parfaitement (*Journal des Progrès*, 2° série, tom. II).

6

En 1833, le Dr Schnemann (Hanovre) employa, avec le même succès, une seringue ordinaire, qui permit de transfuser de 7 à 8 onces de sang, soit 224 à 256 gram. (*Gaz. médic.*, 1833).

En 1850, le professeur Nélaton introduisit dans la veine médiane céphalique l'extrémité d'une seringue à hydrocèle, dont le corps était chauffé à 35 degrés centig. Le sang fut reçu dans une palette maintenue à cette même température. Une première fois on fit pénétrer lentement les deux tiers environ du sang contenu dans la seringue, et une seconde fois on injecta environ la moitié. Une amélioration très notable se manifesta, et tout promettait une terminaison heureuse, lorsque le septième jour apparurent quelques douleurs abdominales, et la malade succomba le vingt et unième jour à une métro-péritonite (*Soc. Chir.*, 18 déc. 1850).

Marmonnier père (1851), se trouvant en présence d'une femme sur le point de succomber à une hémorrhagie puerpérale, avait employé en vain tous les moyens propres à améliorer la situation grave de la malade. Tout semblait désespéré, lorsque ce médecin, se rappelant le cas de Nélaton, résolut de tenter à son tour la transfusion, qui lui paraissait la seule chance de salut. N'ayant à sa disposition qu'une seringue d'enfant pouvant contenir 70 gram. de sang, il n'hésita pas à l'utiliser; il reçut le sang dans un vase chauffé et l'injecta lentement, en enveloppant la seringue d'un linge imbibé d'eau chaude. 90 gram. de sang furent ainsi introduits sans aucune douleur et sans aucun accident. Immédiatement après, la malade revint à elle, et en vingt jours la guérison fut assurée.

MM. Dechambre et Diday font suivre le récit de ce dernier fait de quelques réflexions que nous nous empressons de reproduire. Après avoir adressé des éloges, bien mérités, à M. Marmonnier pour la ferme et prudente décision dont il a fait preuve en cette circonstance, ces deux médecins disent que sa conduite aura surtout le grand avantage d'inspirer aux praticiens la con·

fiance dont ils manquaient. Dans l'opinion publique, la transfusion du sang, pour réussir, pour n'être pas dangereuse, nécessitait une dextérité toute spéciale, un appareil instrumental
compliqué, des aides instruits. Eh bien ! en la voyant exécuter
heureusement à la campagne, sans autre instrument que ceux de
la trousse, sans autres auxiliaires que des villageois inexpé.
rimentés, les praticiens, il faut l'espérer, reprendront courage
(*Gaz. méd.*, 1851).

A la fin de la même année, MM. Devay et Desgranges (de
Lyon) transfusèrent 180 gram. de sang au moyen d'une serin·
gue à hydrocèle entourée de linges chauds, et le succès vint
aussi couronner leur tentative (*Gaz. méd.*, 1852).

Bellasics-Malfen (1851) se servit d'une seringue d'étain chauffée à la température de 44 degrés centig. et injecta, en trois fois
et en une heure et demie, 10 onces de sang (320 gram.); gué·
rison de la malade (*Bull. Thérap.*, 1851).

Nous avons déjà vu le Dr Dutems, en 1858, pratiquer avec
succès une transfusion de sang au moyen d'une seringue à hydrocèle et sans aides spéciaux, nous tenons à le répéter.

A tous ces faits encourageants, nous n'ajouterons plus que le
suivant, datant de 1859 et rappelé le 26 avril dernier par le D[r]
Lefèvre à l'Académie de Médecine de Belgique. Il s'agit du cas
du Dr Michaux, qui, dans une opération d'ablation de polype
naso-pharyngien, vit son opéré tomber en syncope par suite d'une
hémorrhagie provenant de la section du pédicule. La syncope se
dissipa sous l'influence de moyens appropriés, mais les phénomènes généraux s'aggravèrent à tel point que le râle des agonisants commençait, lorsque fut proposée la transfusion du sang.
Le Dr Lefèvre, qui assistait M. Michaux, recueillit le sang dans
un vase entouré d'eau chaude, et, prenant une seringue de verre
d'une contenance de 100 gram., il la remplit de sang, qu'il injecta directement dans une veine préalablement ouverte du patient. Toute l'opération n'avait pas duré une minute et demie, et

le prétendu mort revint à la vie, et il vit encore à l'heure qu'il est (Oré, *Études* citées. *Semaine médicale*, n° 18, 1884).

Après la lecture de ces faits, que l'on trouvera en détail dans les Études physiologiques de Oré sur la transfusion du sang, peut-on nous donner tort de croire que la pratique de la transfusion du sang n'est pas aussi difficile qu'on se l'imagine ? Le praticien peut agir sans aides spéciaux et sans instrument particulier : une seringue ordinaire suffit, et tout médecin possède cet instrument. Nous ne voulons pas dire par là que nous rejetons les appareils inventés en vue de cette opération, ce serait faire injure aux médecins qui ont fait les plus louables efforts pour rendre aussi pratique que possible une opération si utile et qui a déjà sauvé tant de malades. Mais nous avons tenu à établir que si l'on n'a sous la main qu'une seringue ordinaire, et si l'on se croit dans la nécessité de faire la transfusion, il ne faut pas hésiter, car, on vient de le constater : *Audaces fortuna juvat.*

A côté des difficultés surmontables, nous le savons, de l'injection intra-veineuse de sang, nous avons des dangers qu'il faut à tout prix éviter. Ces dangers ont de tout temps préoccupé les partisans de la transfusion ; mais, plus logiques que leurs adversaires, ils ont cherché à se mettre à l'abri de ces dangers, et ils se sont ainsi donné une arme de plus pour combattre l'adynamie dans certains cas déterminés. Et, du reste, le moment est venu de le dire, nous citera-t-on beaucoup d'opérations qui soient exemptes de difficultés et de dangers ? La saignée, que l'on est parfois encore amené à pratiquer, et qui est en quelque sorte, comme le dit M. Moncoq, l'antithèse de la transfusion, la saignée est-elle toujours facile ? Et ne se rappelle-t-on plus avec quel soin nos auteurs de petite chirurgie cherchent à nous prémunir contre la piqûre de l'humérale, par exemple, ou celle du nerf médian ou d'un filet nerveux quelconque, ou encore contre le danger de la phlébite ? Et si la saignée est tombée aujourd'hui en si grande défaveur, nous dira-t-on qu'il faut l'attribuer à ses difficultés et à des dangers de cet ordre ?

Il nous semble que lorsqu'on discute l'opportunité d'une opération, il ne suffit pas de s'appesantir de parti-pris sur les difficultés du manuel opératoire et sur les dangers de cette intervention; il faut aussi examiner si l'on peut arriver à vaincre ces obstacles et quel bien il en résultera.

Nous allons voir si les dangers que nous venons de signaler peuvent être surmontés, et nous nous empressons de dire qu'ils ont presque toujours été évités, ce qui est déjà très-rassurant.

b. — COAGLUATION DU SANG.

Le sang venant à se coaguler dans l'appareil transfuseur, un caillot peut être introduit dans la circulation et déterminer une embolie plus ou moins rapidement mortelle. Voilà ce que disent les ennemis de la transfusion du sang, et en théorie ils ont raison. Mais en pratique il n'en est pas de même, car le sang ne se coagule pas tellement vite qu'on n'ait pas le temps d'en injecter de 120 à 150 gram., quantité ordinairement suffisante. En effet, d'après Nasse, dont les données ont été confirmées par Panum, ce n'est que quatre minutes en moyenne après sa sortie des vaisseaux que le sang commence à se prendre en gelée. Or en quatre minutes on a tout le temps voulu pour faire la transfusion. N'avons-nous pas vu plus haut le Dr Lefèvre nous dire qu'en une minute et demie il avait injecté 100 gram. de sang?

Du reste, en suivant la recommandation d'injecter le sang avec lenteur, qu'arrivera-t-il? C'est que, la canule qui est introduite dans la veine ayant toujours un petit calibre, le moindre caillot aura de la difficulté à progresser, d'où résistance éprouvée aussitôt par l'opérateur attentif, qui suspendra l'opération et n'introduira pas le coagulum dans la veine du patient. C'est ce que nous notons dans quelques observations, dont nous citerons la suivante, résumée dans l'ouvrage de Casse. Petersen en 1871, chez un peintre âgé de 19 ans, se vit obligé de reséquer la maxillaire supérieur pour une tumeur. Une hémorrhagie abondante s'étant manifestée, l'opérateur pratiqua une transfusion de 600^{cc} par l'artère humérale. A deux reprises différentes, coagulalation dans la canule, qui dut être retirée à l'effet de la nettoyer. La mort survint vers la fin de l'opération ; l'autopsie n'amena aucun éclaircissement.

Il n'est pas étonnant qu'avec une aussi grande quantité de sang on ait eu deux fois à s'arrêter pour enlever un caillot qui s'était formé. Mais pareille chose n'arrivera pas avec la dose indiquée plus haut, qui peut même être dépassée dans les limites dont il sera question plus loin.

Ce serait le cas d'examiner ici l'influence exercée sur la coagulation par la température et par l'addition de certaines substances. Mais nous avons préféré traiter ces questions dans deux chapitres spéciaux, afin de ne pas prolonger la discussion actuelle.

D'après Oré, le contact de l'air extérieur avec le sang est une des principales causes de la coagulation. Mais les expériences plus récentes de M. Frantz Glénard (de Lyon) lui ont permis de conclure que « la coagulation spontanée du sang n'est pas due au contact de l'air ». Quoi qu'il en soit. nous dirons que dans les nombreuses transfusions qui ont été faites on a noté rarement la coagulation du sang, même avec des instruments non spéciaux.

C'est surtout ce résultat encourageant que doit envisager le praticien, et se rappeler qu'en injectant le sang aussitôt après sa sortie du vaisseau qui le fournit, il est à peu près certain de ne pas introduire de caillot dans la circulation du transfusé. A ceux qui demanderont une certitude absolue, nous répondrons que dans les autres opérations ce genre de certitude n'existe pas non plus ; et puisque l'on se contente ici d'un calcul de probabilités, il n'y a pas de raison pour le rejeter dans la transfusion, où il est tout aussi exact. ·

c. — ENTRÉE DE L'AIR DANS LES VEINES ET INJECTION
TROP BRUSQUE DU SANG.

L'entrée de l'air dans les veines n'a pas été signalée bien souvent dans la transfusion du sang, et cependant c'est une objection que l'on fait toujours à cette opération. Nous ne craignons pas de le dire, l'objection n'est pas aussi sérieuse qu'on le croit généralement.

Cet accident peut avoir lieu de deux manières (Casse) : par l'aspiration du vaisseau ou par l'introduction directe de l'air au moyen de l'appareil transfuseur.

De tous les vaisseaux dans lesquels on a injecté le sang, la jugulaire est le seul susceptible de produire l'aspiration.

On sait que dans plusieurs opérations sur le cou, on a noté l'entrée de l'air par la jugulaire au moment de l'inspiration : un sifflement avertit l'opérateur de cet accident, et la mort apparaît dans la plupart des cas, par asphyxie ou par syncope.

Les expériences de Bichat, Nysten, Amussat, prouvent que la mort dans ces cas est bien due à la présence de l'air, lequel agit en distendant outre mesure les cavités droites du cœur et en les empêchant de revenir sur elles-mêmes pour chasser dans le poumon l'air qu'elle contiennent (Nysten), ou bien en interrompant la circulation pulmonaire (Amussat).

Voici deux faits à propos de la transfusion du sang.

Les Drs Jewel et Boyle (1826), voulant injecter du sang chez une femme réduite à toute extrémité par une métrorrhagie puerpérale, choisirent la veine jugulaire, parce que les veines des membres n'étaient nullement apparentes. Pendant l'opération, la malade eut des nausées, et vers la fin elle tournait le col et s'agitait chaque fois qu'on renouvelait l'injection ; mais peu d'instants après, elle poussa quelques soupirs et mourut.

L'autopsie, faite avec soin et en vue de rechercher si de l'air n'aurait pas pénétré dans le cœur, fit découvrir deux grosses bulles dans le ventricule droit.

En 1842, Ritgen injecte à une femme 60 gram. de sang par la jugulaire ; tout à coup en entend un sifflement dû à l'entrée de l'air, et la malade meurt subitement.

De tels faits seraient de nature à faire rejeter la transfusion de la manière la plus absolue, si l'on se trouvait obligé de pratiquer cette opération par les jugulaires. Mais heureusement il n'en est pas ainsi, et les cas sont extrêmement rares où les veines des membres ne sont nullement apparentes, comme dans le fait de Jewel et Boyle. La plupart du temps, au contraire, en ayant soin de placer au préalable un lien constricteur, comme on le fait pour la saignée, on arrive, malgré le peu de sang qui reste après une hémorrhagie abondante, à rendre visible une veine qui ne l'était pas d'abord, soit au membre supérieur, soit au membre inférieur.

On s'abstiendra donc de faire la transfusion en piquant la jugulaire ou toute autre veine placée sous l'influence de l'aspiration thoracique. Mais si toutefois on se voyait obligé de recourir à la jugulaire, on se rappellera qu'au-dessus de la partie moyenne du cou la piqûre des jugulaires ne présenterait pas le même danger, les dispositions anatomiques n'étant pas les mêmes que plus bas.

Quant aux veines des membres, par lesquelles on a injecté le sang dans la majorité des cas, elles ne sont pas susceptibles d'aspirer l'air, quelle que soit l'ouverture qu'on leur fasse, même si on place des canules dans le bout central (Casse). Ce n'est donc que par l'appareil transfuseur qu'on pourra injecter de l'air, et c'est à l'opérateur de s'assurer si cet instrument est bien purgé de cet agent dangereux ; nous dirons plus loin les précautions à prendre à ce sujet.

Nous allons rappeler quelques faits physiologiques et cliniques très rassurants.

M. Oré (*Études* citées et *Dictionn.* de Jaccoud : *Transfusion*) et M. J. Casse, qui ajoute ses propres expériences à celles de Uterhardt et de Lowenthal, qu'il cite, sont arrivés par l'expérimentation à des résultats vraiment inattendus. D'après ces auteurs, si l'entrée de l'air dans les vaisseaux voisins du cœur est rapidement mortelle, il n'en est pas de même de l'introduction de ce fluide dans les veines des membres. « L'air, dit M. Oré, peut pénétrer dans les vaisseaux et séjourner en quantité relativement considérable, sans entraîner fatalement la mort. »

A un chien de petite taille, M. Oré introduit d'un seul coup de piston, par la veine crurale droite, 20^{cc} d'air : la respiration s'accélère; mais bientôt le calme se rétablit et l'animal ne succombe pas.

A un chien d'une taille un peu au-dessus de la moyenne, le même auteur injecte 65^{cc} d'air sans déterminer le moindre accident.

Dans plus de vingt expériences, M. Oré a obtenu le même résultat.

M. Casse a souvent injecté en une fois et brusquement de 30 à 40^{cc} d'air chez des animaux sans produire le moindre accident.

Lowenthal a introduit sans résultat fâcheux la dose de 50^{cc}.

Uterhardt injecte dans la veine crurale droite d'un grand chien 60^{cc} d'air ; demi-heure après, même dose dans la crurale gauche : il ne se produit rien. Une demi-heure plus tard, 50^{cc} d'air sont introduits dans une veine du membre antérieur droit, et trente minutes après même dose dans une veine du membre antérieur gauche. L'animal ne manifestant aucun trouble, on lui injecte une demi-heure plus tard, par la veine axillaire droite, 50^{cc} d'air, qui ne provoquent pas plus de réaction que les doses précédentes. Enfin, la scène ne changea que lorsque, après une heure et demie de repos accordée à l'animal, on fit pénétrer environ 20ᶜᶜ d'air par la veine jugulaire. Cette fois l'animal fut pris d'une dyspnée intense et de violentes convulsions qui précédè-rent la mort de quelques instants.

Il n'est pas difficile de remarquer que les quantités d'air in-jecté dans les expériences précédentes sont de beaucoup supé-rieures à celles que l'opérateur le moins habile risque d'introduire en faisant la transfusion du sang par les veines des membres. Et, puisque ces quantités relativement considérables ont été inoffen-sives chez les animaux, tant qu'on n'a pas piqué la jugulaire, il est à supposer que le peu d'air qu'un instrument transfuseur peut à la rigueur introduire chez l'homme, sera également frappé d'impuissance et disparaîtra sans qu'il en résulte un inconvénient sérieux.

Deux faits cliniques achèveront, il faut l'espérer, de rassurer les opérateurs timorés et feront tomber l'objection que nous com-battons.

Pendant la transfusion que M. Desgranges pratiqua à Lyon en 1851 dans le service de M. Devay, quelques bulles d'air s'intro-duisirent dans la circulation par la veine médiane basilique, par laquelle on opérait. Malgré cet accident, l'amélioration se produi-sit rapidement et la guérison eut lieu.

Dans l'observation de M. Dutems (voir plus haut) l'accident qui fit suspendre l'opération est attribué par M. Oré, dont l'opinion est très admissible, à l'entrée de quelques bulles d'air. Nous savons que la guérison fut obtenue.

Donc, en ayant soin de faire la transfusion par une veine des membres, l'entrée de l'air dans le système circulatoire est un accident, nous ne dirons pas négligeable, mais peu redoutable.

Toutefois, si cet accident survenait, il faudrait savoir le recon-naître et le combattre, pour être à l'abri de tout reproche.

De l'air pénétrant dans une veine peut provoquer les symptô-

mes suivants : l'opéré est pris de convulsions avec renversement
de la tête en arrière et fixité du regard ; la respiration devient
très lente et pénible, parfois bruyante ; le pouls est plus irrégulier ; le corps se couvre d'une sueur froide, et la mort arrive par
syncope ou par asphyxie. Nous n'avons pas parlé du sifflement
et du gargouillement, parce qu'ils ne se produisent que dans les
veines, par lesquelles nous n'admettons pas qu'on pratique la
tranfusion.

Les frictions stimulantes sur tout le corps et la respiration artificielle devront être employées dès l'apparition des convulsions
et donneront de bons résultats. Mais le moyen le plus sûr est l'é-
lectricité, que tout médecin est aujourd'hui à même d'employer
aisément, grâce aux appareils portatifs. M. Oré, de ses nombreuses expériences sur les animaux, conclut que l'air arrivé au
cœur exerce sur les fibres musculaires de cet organe une action
sédative qui paralyse plus ou moins complètement le ventricule
droit. Il faut donc rendre au cœur la force de contraction qu'il
vient de perdre, et on arrive à ce résultat par l'excitation élec-
trique du pneumogastrique. On placera un des conducteurs à la
partie moyenne du cou sur le trajet de ce nerf, et l'autre dans
une incision faite rapidement à la paroi thoracique. De grands
mouvements respiratoires ne tarderont pas à se produire, le cœur
se remettra à fonctionner, et le malade se rétablira, ainsi que le
prouvent les nombreuses expériences du physiologiste de Bordeaux.

Injection trop brusque du sang. — Si le sang était injecté trop
rapidement, comme cela a eu lieu quelquefois, ou qu'il soit
injecté en trop grande quantité dans une seule séance (au delà de
300 gram. par exemple), on aurait des accidents mortels, par suite
de l'arrêt du cœur. Mais nous n'avons qu'une chose à dire à ce
sujet : si l'opérateur n'agit pas avec prudence, peut-on sérieusement imputer les accidents à l'opération ?

Il faut pousser l'injection lentement et surveiller les phénomènes qui peuvent se produire du côté de la respiration. Au moindre symptôme suspect, on ralentit encore la marche de l'instrument ou on s'arrête tout à fait.

d. — PHLÉBITE.

Elle peut survenir chez la personne qui donne le sang et chez celle qui le reçoit.

Comme nous n'avons pas de moyen certain de prévenir cet accident, nous nous hâterons de dire qu'il a été signalé rarement et que dans la plupart des cas il a été bénin.

Cette objection est plus sérieuse en ce qui concerne le donneur de sang, car celui-ci est en bonne santé et on l'expose à un danger. Mais, même le danger étant connu, on trouve toujours des personnes dévouées ; témoins les cas assez nombreux dans lesquels des médecins, des internes et des étudiants en médecine ont consenti à fournir le sang.

Si l'on ne veut pas employer le sang humain, qu'on prenne du sang animal, comme nous le dirons plus loin ; ce sera toujours mieux que de continuer l'emploi de moyens impuissants.

Quant au malade lui-même, le danger qu'il court actuellement de perdre la vie est tellement plus sérieux que le danger problématique de la phlébite, que ce dernier ne doit pas entrer en ligne de compte, et l'on n'aura qu'à se féliciter d'avoir pratiqué la transfusion.

La syncope et les vomissements se montrent quelquefois pendant l'opération. Ces accidents n'offrent que l'inconvénient d'obliger l'opérateur à s'arrêter et cèdent facilement à l'emploi des moyens que chacun connaît.

Des faits que nous venons d'exposer dans le Chapitre II, il nous semble permis de conclure que si la transfusion du sang offre des difficultés et des dangers, on peut surmonter les unes et prévenir ou ne pas craindre les autres.

D'autre part, notre Chapitre I nous ayant amené aux conclusions que l'on sait, on comprendra que notre conclusion générale doive être la suivante :

Dans les cas les plus graves d'hémorrhagie puerpérale, aucune méthode ne peut être substituée à la transfusion du sang.

Le meilleur critérium pour connnaître ces cas les plus graves nous paraît résider dans le fait suivant : Les moyens indiqués par les auteurs spéciaux pour ranimer la malade ne produisent plus aucun effet, et le pouls ne se relève pas ou retombe bientôt. Dans une circonstance pareille, nous pratiquerions encore quelques injections sous-cutanées d'éther, qui ont l'avantage d'être vite faites, et devant l'insuffisance de ce nouveau moyen nous en arriverions à la transfusion du sang.

Si, pour un motif quelconque, nous ne pouvions faire cette opération, ou s'il s'agissait seulement de gagner du temps, nous nous adresserions à l'injection intra-veineuse de solutions salines avec la formule de Latta, qui par sa simplicité est la plus pratique. Cette méthode ne doit pas être rejetée systématiquement, car elle remplit toujours la première indication, qui est d'exciter le cœur et de relever la tension vasculaire. On pourrait donc par ce moyen se donner le temps nécessaire de préparer des transfusions de sang pur, ainsi que le dit M. Henneguy (*Revue* de Hayem, tom. XXI), après avoir analysé les cas de Schwartz et de Kümmel.

Quant à la transfusion du lait, elle est plus dangereuse que la transfusion du sang, et ne saurait être admise.

Nous allons maintenant examiner les diverses questions qui se rattachent à la transfusion du sang et passer en revue toutes les indications qu'elle présente.

CHAPITRE III.

Indications pratiques sur la Transfusion du Sang.

A. — Quel sang faut-il employer ?

a. — SANG DE L'HOMME OU SANG D'UN ANIMAL ?

Deux opinions radicalement opposées et une opinion mixte.

1º La transfusion du sang entre animaux d'espèces différentes, mais de même classe, est inutile et dangereuse et doit être absolument repoussée dans ses applications à l'homme (Prévost et Dumas, Blundell, Dieffenbach, Bischoff, professeur Müller, Eulenburg et Landois, Worm Müller, Lesser, Ponfick, Casse, Moncoq, Hayem, etc.).

2º La transfusion entre animaux d'espèces différentes, mais de même classe, peut rendre au contraire de très grands services ; on doit la préférer quand il s'agit de l'homme, d'après Hasse et Gesellius, qui n'hésitent pas à déclarer que « la transfusion avec le sang de mouton inaugure une ère nouvelle pour la médecine, celle de la dispensation du sang » (Denis et Emmeretz, Michel Rosa, Russel (d'Eye, comté de Suffolk), Frantz Glénard, Caselli, Manzini, Rodolfi, Carlo Livi, Ponza, Albini, Oré (de Bordeaux).

3º La transfusion de l'homme à l'homme est préférable; mais si l'on ne peut se procurer du sang humain, il faut recourir au sang d'un animal (P. Berger, Casse, Roussel, Neudorfer, Jullien, Farny, Malachia, de Christoforis, Bruberger).

Discutons rapidement ces opinions.

1° Les partisans de cette opinion s'appuient sur les faits suivants :

« Quelles que soient, dit M. Hayem (*loc. cit.*), les analogies
que certains animaux présentent entre eux, il n'en est pas moins
évident que chaque espèce a, en quelque sorte, son sang avec
des caractères physico-chimiques et anatomiques particuliers ;
aussi *à priori* pouvait-on avoir quelque répugnance à admettre
que l'élément essentiel du sang, les globules rouges, pussent
vivre dans un milieu autre que leur milieu physiologique. L'expérimentation a pleinement justifié ces craintes. »

Un animal, étant rendu exsangue par une forte saignée, ne peut
être rappelé à la vie si on injecte dans ses vaisseaux du sang,
défibriné ou non, provenant d'un animal de classe différente
(Bischoff, Dieffenbach).

Le sérum du sang d'un grand nombre de mammifères dissout
in vitro et *in venis* (Landois) les globules des autres mammifères ; par conséquent, la transfusion du sang entre animaux de
même classe, mais d'espèces différentes, est inutile et dangereuse, que le sang soit complet ou défibriné.

Appliquée à l'homme, la transfusion du sang d'un animal est
inutile, puisque les globules du sang de cet animal se dissolvent
plus ou moins vite dans le plasma humain, et, partant, ne peuvent rendre le service qu'on en attend, c'est-à-dire la revivifica-
tion du sang de l'homme.

Elle est dangereuse, parce que le plasma du sang des animaux
peut dissoudre une bonne partie des globules de l'homme. Dangereuse encore, parce que les produits de la dissolution des globules rouges provoquent souvent de l'albuminurie avec affection
sérieuse des reins, de l'hémoglobinurie, des hémorrhagies capillaires et de la congestion pulmonaire.

Enfin, la transfusion pratiquée chez l'homme avec le sang d'un
animal produit presque toujours des phénomènes immédiats
beaucoup plus pénibles (oppression, frisson et surtout rachialgie

très intense) que ceux qui se montrent lorsque la transfusion est faite avec du sang humain.

2° Résumons le paragraphe que M. le professeur Oré consacre à cette partie de la question, dans le *Nouveau Dictionnaire de Méd. et de Chir. prat.* de Jaccoud, article *Transfusion.*

Il résulte des faits rapportés par Denys et Emmeretz, Lower et King, Balthasar Kauffmann, Riva et Russel, que sur les 16 transfusions faites, soit avec du sang d'agneau, soit avec du sang de veau ou de mouton, depuis 1667 jusqu'à 1792, on a observé 10 succès, 2 cas où la transfusion n'a rien produit, 3 résultats inconnus, 1 cas de mort.

Les exsudations sanguines, les hémorrhagies, l'hématurie et l'altération des reins qui existent chez beaucoup d'animaux, ne dépendent pas de la nature mais de la quantité du sang injecté. Les expériences de Oré lui ont appris qu'en évaluant le poids du sang au dixième de celui du corps, on pourra sans inconvénient et avec avantage transfuser une quantité de ce liquide équivalent au vingtième de la masse totale du sang, soit de 1/200 du poids du corps. En ne dépassant pas dans ses transfusions sur les chiens, faites avec du sang de mouton ou de veau, le 1/20 de la masse totale du sang, Gesellius n'a observé ni hématurie ni altération des reins.

D'après ses expériences, M. Oré se croit autorisé à formuler cette proposition : « L'identité physiologique pour la transfusion du sang d'animaux de même classe, quoique d'espèces différentes. »

« Le sang de l'animal présente sur celui de l'homme cette supériorité qu'il est inépuisable et toujours prêt; que, grâce à lui, dans l'intérêt d'une vie compromise, on ne fera courir aucun risque à aucune existence. »

La personne qui fournit le sang est toujours exposée au danger de la phlébite, et si, le plus souvent en très peu de jours, le

transfusant a réparé ce qu'il a perdu, en est-il de même dans
tous les cas ?

« En résumé, le sang animal introduit dans l'appareil vasculaire de l'homme a produit souvent de très bons effets : il n'a
jamais été nuisible. »

Oré termine sa discussion par les paroles qui suivent : « J'ai
recueilli 150 observations de transfusions faites à l'homme avec
du sang d'agneau, de mouton, de veau. A part plusieurs cas
malheureux, dans lesquels la mort est survenue presque immédiatement (Hasse s'était servi de sang de mouton), on a pu dire
que ce qui est remarquable dans ces transfusions animales, dans
celles surtout qui ont été pratiquées avec du sang d'agneau, c'est
leur efficacité dans quelques cas, et leur innocuité relative.

» Les médecins italiens ont rarement fait mention de l'hématurie ; il est vrai, et c'est là un fait digne d'être noté, que les
doses de sang introduites dans les vaisseaux ont toujours été
très faibles, 8, 10, 12, 25, 60 gram. L'absence d'accidents
tient probablement à ce que la dose minime de sang étranger a
pu être tolérée par l'organisme et à ce que l'élimination s'en est
faite assez lentement, pour ne s'accompagner que de peu des
phénomènes perturbateurs que l'on observe toujours avec des
doses plus élevées. L'amélioration dans ces cas a été peu sensible, comme la dose de sang. »

Ces paroles semblent tombées plutôt de la plume d'un adver-
saire de la transfusion animale appliquée à l'homme, que de celle
d'un ardent défenseur de cette pratique. Elles contiennent plusieurs aveux qu'il est important de signaler. Ces malheureux
dans lesquels la mort est survenue presque immédiatement, efficacité de la transfusion animale dans quelques cas seulement et
innocuité relative, sont des arguments bien peu faits pour entraîner la conviction, nous ne dirons pas des adversaires de la
méthode, mais des indifférents, et de ceux qui, comme nous,
cherchent à se faire une opinion. Enfin M. Oré, qui recommande

7

de n'employer que de faibles doses de sang, ne craint pas d'avouer que les médecins italiens n'ont, dans ces conditions, obtenu qu'une amélioration peu sensible, comme la dose de sang. Ainsi, d'un côté, si la dose injectée est au-dessus du 1/20 de la masse totale du sang, nous avons des phénomènes immédiats très pénibles, et des accidents plus ou moins éloignés pouvant entraîner la mort; d'un autre côté, si la dose est au-dessous de cette proportion, nous produisons une amélioration peu sensible. En somme, les résultats ne sont pas encourageants.

3° Les médecins qui soutiennent cette opinion sont en réalité partisans de la transfusion de l'homme à l'homme, mais ils admettent la transfusion animale dans les cas où l'on ne pourrait pas se procurer du sang humain, par exemple dans les ambulances des champs de bataille. Ailleurs on trouvera, dans l'immense majorité des cas, une personne de bonne volonté ou un mercenaire en bonne santé disposé à faire le sacrifice d'une partie de son sang pour ramener à la vie un moribond.

Conclusions. — Cette dernière opinion nous paraît la plus sage, et nous concluons : Lorsque se présente l'indication de pratiquer la transfusion, il faut :

1° Faire tout son possible pour se procurer du sang humain, parce qu'il est plus physiologique d'employer un sang de même espèce; en second lieu, toutes proportions gardées, le sang humain a donné un plus grand nombre de bons résultats; enfin, tandis que la transfusion humaine ne produit qu'un frisson plus ou moins intense d'une demi-heure environ de durée, la transfusion animale, outre le frisson, provoque encore de la dyspnée et une rachialgie violente excessivement pénible.

On choisira un adulte, homme ou femme, sain et robuste, capable au moral et au physique de supporter la saignée qu'on va lui faire. On éliminera le cancéreux, le goutteux, le syphilitique et le scrofuleux. Casse et Jullien ne sont pas si sévères que nous, et, pour le premier de ces auteurs, le syphilitique peut, en cas d'urgence, servir à la transfusion ; le strumeux trouve grâce devant Jullien, parce que « nul n'a démontré qu'il y ait altération du sang dans la scrofule ».

Nous avouons préférer le sang d'agneau à la vérole, qui est d'autant plus maligne qu'elle germe dans un organisme plus affaibli. Quant au sang du scrofuleux, s'il ne risque pas d'engendrer cette diathèse chez la personne à qui on l'injectera, il vaut mieux, croyons-nous, s'en abstenir, parce qu'une personne atteinte de scrofule peut rarement être considérée comme forte de constitution.

Les dangers que courra le transfusant sont insignifiants : une syncope est vite conjurée en général ; la phlébite, notée quelquefois, a été rarement grave, nous le savons déjà, et, en prenant soin de ne pas fatiguer le membre soigné, le donneur de sang évitera tout accident.

2° Si l'on ne peut en aucune façon avoir du sang humain, il ne faut pas hésiter à recourir au sang d'un animal, parce que la science possède quelques cas incontestables de guérison. Tout incertaine qu'elle est, la transfusion animale vaut encore mieux que l'inaction en présence d'une mort imminente.

Le veau, le mouton et l'agneau ont été mis à contribution pour la transfusion ; il paraît préférable d'utiliser le sang de l'agneau (Neudörfer), à cause de sa constitution, qui se rapproche davantage de celle du sang humain.

b. — SANG ARTÉRIEL OU SANG VEINEUX.

Dans sa Thèse inaugurale (Paris, 1860, pag. 35), M. le Dʳ Nicolas Duranty s'exprime ainsi : « Presque tous les expérimentateurs, et Blundell principalement, ont fait des expériences comparatives pour résoudre cette question. Il résulte de toutes ces tentatives que les animaux exsangues sont aussi bien rappelés à la vie, soit qu'on leur transfuse du sang artériel, soit qu'on se serve de sang veineux. Dans les expériences sur les animaux, on prend de préférence du sang artériel, parce que chez eux l'hémorrhagie artérielle est plus facile à établir et donne une plus grande quantité de sang. Mais il serait téméraire d'employer du sang artériel en opérant la transfusion chez l'homme, poussé par l'espoir d'obtenir un résultat plus rapide et plus sûr. Les dangers de cette pratique seraient plus grands que les avantages problématiques que l'on pourrait en retirer. D'un côté, les effets d'une injection de sang veineux ne diffèrent pas de ceux d'une injection de sang artériel ; de l'autre, celui qui aurait donné de son sang serait exposé à des accidents très-graves, suites de la blessure artérielle. D'ailleurs l'hémorrhagie veineuse est très facile à établir chez l'homme et ne présente généralement aucun danger. De là, le précepte, absolu dans la pratique, de ne faire la transfusion chez l'homme qu'avec du sang veineux. »

Cette manière de voir est généralement adoptée par les médecins qui pratiquent la transfusion avec le sang humain. Toutefois, les artères radiale et tibiale postérieure ont été ouvertes chez l'homme pour fournir du sang dans la transfusion.

Le Dr Heyfelder, chirurgien à Saint-Pétersbourg, a publié deux succès tirés de sa pratique. M. Quinche (Communication à la Société méd.-chir. de Berne, 1877) a fait aussi la transfusion avec du sang artériel ; les deux observations que nous connaissons de lui sont analysées par le Dr R. Lépine dans la *Revue mensuelle de Méd. et de Chir.*, 1877. Les malades, atteintes d'anémie pernicieuse progressive, ont succombé toutes les deux.

Les partisans de la transfusion animale emploient généralement le sang artériel parce qu'il est plus vivant et aussi parce qu'il est plus facile d'en obtenir l'écoulement.

Brown-Sequard dit que « le sang artériel et le sang veineux possèdent l'un et l'autre la faculté de revivifier l'animal, mais leur action est différente : le premier, le sang rouge, donne aux tissus la faculté d'agir, la puissance; le second augmente l'action et met en œuvre cette puissance » (Brown-Sequard, cité par Oré, Jullien, etc.).

M. le Dr Masson (Thèse de Paris, 1873, n° 53) conseille d'injecter dans une veine du sang artériel d'un veau ou d'un mouton, « si la transfusion est faite chez un individu aménié, si elle a pour but de tonifier ». « Si on se propose de ranimer l'excitation vitale dans un cas de syncope, d'arrêt de la circulation survenu sous une influence quelconque, on prendra alors le sang veineux, dont l'acide carbonique sera propre à réveiller les contractions cardiaques ».

Pour nous, qui admettons que dans la majorité des cas le sang à transfuser doit être emprunté à l'homme, nous ne retiendrons des paroles de Brown-Sequard que le point suivant : « Les deux sangs possèdent l'un et l'autre la faculté de revivifier ». Dès lors, pour soustraire le transfusant à la gravité d'une plaie artérielle beaucoup plus grande que celle d'une plaie veineuse, nous dirons avec la plupart des auteurs : Il faut toujours, dans la transfusion d'homme à homme, tirer le sang d'une veine.

Du reste, dans le cas où l'on pratique la transfusion, on se trouve presque toujours en présence de malades dont le cœur ne bat que faiblement, et il n'est pas inutile de se hâter de donner à ce muscle son excitant naturel, le sang veineux. Enfin, il est incontestable que le sang noir sera rapidement transformé en sang rouge par son passage dans les vaisseaux de la petite circulation.

Dans les rares cas où le transfusant sera un animal, on pourra agir comme le conseille M. Masson. Nous signalerons, à ce propos, un fait intéressant mis en évidence par M. Frantz Glénard (de Lyon) et qui pourra parfois être utilisé.

Faisant abattre un animal, mouton ou mieux bœuf, par la section du bulbe, on découvre la jugulaire dans une étendue de 20 à 30 centim. On l'isole, on lie les collatérales au nombre de

trois ou quatre, et on place une solide ligature à la partie infé-
rieure de l'incision, aussi bas que possible; dès que le vaisseau
est fortement gonflé, on place une autre ligature en haut. On
coupe ce segment veineux contenant de 200 à 300 gram. de
sang, et on peut l'emporter chez le malade avec l'assurance que
le sang restera fluide pendant au moins six heures. M. Frantz
Glénard affirme que le globule ne s'altère pas en stationnant pendant ce laps de temps dans le segment vasculaire (Jullien, Thèse,
pag. 235).

c. — SANG COMPLET OU SANG DÉFIBRINÉ.

Au point de vue qui nous occupe, nous avons à considérer
dans le sang deux parties : la fibrine et les globules rouges. La
fibrine se coagule et n'est pas susceptible d'entretenir la vie; les
globules rouges sont le principe vivifiant du sang (Prévost et
Dumas, J. Müller).

Ceci étant admis, nous pourrons, abstraction faite de toute expérience, tenir les deux raisonnements suivants : 1° Dans la
transfusion, il faut à tout prix éviter la coagulation du sang, qui
produirait des embolies graves et même la mort; par conséquent,
éliminer la fibrine, élément coagulable. D'autre part, il doit suffire d'injecter la partie active du sang, les globules. Le sang complet, c'est-à-dire le sang physiologique, injecté dans les veines,
doit produire de meilleurs résultats qu'un sang privé d'un de ces
éléments, quelque inerte et inutile que puisse paraître cet élément. La défibrination est antiphysiologique et, *à priori*, tout ce
qui est antiphysiologique ou contraire à la nature doit être rejeté
(les Anciens et Gesellius, cité par Jullien et Oré).

Les anciens transfusaient le sang en nature parce que, pour
eux, le sang ne pourrait pas être divisé sans altération, et que,
du reste, la fibrine était considérée comme l'élément essentiel,
l'élément régénérateur.

Prévost et Dumas, et Müller, vinrent démontrer au contraire que les globules rouges possèdent seuls la puissance vivifiante. Aussi Bischoff et Dieffenbach, prenant bonne note de cette vérité, désormais acquise, et mettant sur le compte de la fibrine les accidents de la transfusion du sang d'une espèce étrangère, furent les premiers à donner le conseil d'éliminer de cette opération cet élément, qu'ils croyaient toxique.

Plus tard, Cruveilhier, Legroux et Virchow attirèrent l'attention sur l'embolie, laquelle fut reconnue être la plupart du temps un corps migrateur formé de fibrine coagulée.

Panum (1863) s'occupa beaucoup de la question et, attribuant les accidents de la transfusion avec le sang complet, non plus à une action toxique de la fibrine, mais à des coagula formés par cette substance, conseilla vivement l'emploi du sang défibriné.

De nombreuses expériences sont alors faites sur des animaux; la transfusion du sang défibriné est appliquée à l'homme, et deux camps opposés se forment parmi les expérimentateurs et les chirurgiens.

La défibrination a pour défenseurs Panum, Brown-Sequard, Casse, de Christoforis, Landois, Worm Müller, de Belina, et en général les Anglais, les Américains et les Allemands. Leurs arguments sont les suivants :

1° La fibrine, n'étant pas une partie essentielle du sang, n'est pas utile dans la transfusion et expose au danger des embolies;

2° La crainte de la coagulation dans la transfusion par le sang complet force le chirurgien à se presser, d'où le cœur, surpris par une ondée trop brusque, peut s'arrêter en diastole;

3° Le sang défibriné est aussi revivifiant que le sang complet ;

4° La défibrination transforme le sang veineux en sang naturel en forçant les globules à s'oxygéner et à perdre leur CO_2.

En somme, avec le sang défibriné, sécurité plus grande dans l'opération, efficacité au moins égale, sont les deux qualités qui, d'après les défibrinateurs, doivent faire adopter la méthode.

Ces arguments ont été battus en brèche par de nombreux adversaires en France, en Italie et en Russie, où la majorité des chirurgiens et des expérimentateurs repousse la défibrination. Citons les principaux noms : Ponza, Albini, Carlo Livi, en Italie; Gesellius, en Russie; Hasse, en Allemagne; Magendie, Marmonnier père et fils, Jullien, Moncoq, Béhier, Roussel, Hayem et Oré, en France. M. le professeur Vulpian, cité par M. Farny (Thèse de Paris, 1874, n° 164), d'abord partisan de la défibrination, se range aujourd'hui du côté des partisans de la transfusion du sang en nature.

On trouvera à l'article « Transfusion », déjà cité, du *Dictionnaire* de Jaccoud (pag. 107) le résumé des arguments invoqués par les défenseurs de l'une et l'autre méthode.

Les antidéfibrinateurs ont répondu de la manière suivante à leurs adversaires :

1° Si la fibrine n'est pas une partie essentielle du sang, elle est du moins utile dans la transfusion, car, d'après Magendie et Cl. Bernard, elle facilite la progression des corspuscules sanguins dans les capillaires des poumons, de la rate et des reins, de sorte que les infarctus de ces organes ne sont pas à craindre tant que la fibrine est dissoute, mais peuvent se montrer par le fait de son absence avec le sang défibriné. Les embolies ont, du reste, été constatées aussi souvent dans les transfusions faites avec le sang défibriné que dans celles qui ont été pratiquées avec le sang entier (Jullien, à propos des travaux de de Belina).

2° Toutes les craintes exprimées au sujet de la coagulation rapide du sang après sa sortie des vaisseaux sont des terreurs erronées; les chirurgiens qui les expriment n'ont sans doute opéré qu'avec du sang d'animaux. Chez l'homme, nous le répétons, la coagulation ne commence guère que vers la quatrième minute après que le sang est sorti des vaisseaux. Or, un chirurgien quelque peu exercé a le temps nécessaire pour opérer avant que des coagula aient pu commencer à se former (Oré).

3° Le sang défibriné a un pouvoir vivifiant bien moindre, ce qui est prouvé par ce fait qu'il faut en injecter une bien plus grande quantité pour arriver au succès.

4° L'opinion que le sang défibriné artérialisé au contact de l'air est comparable au sang artériel est une erreur, car c'est seulement par le processus d'oxydation qui se passe dans le poumon que peut être détruite la veinosité du sang défibriné et non par l'agitation.

Nous avons déjà dit qu'il est préférable d'injecter le sang dans une veine, et que, vu la rapidité avec laquelle le sang veineux est artérialisé dans le poumon, il n'y a pas d'avantage réel à transfuser un sang préalablement oxygéné.

5° La défibrination, qui nécessite un battage assez prolongé et un filtrage à travers un linge fin, altère plus ou moins les globules, lesquels doivent ainsi devenir moins propres à entretenir l'hématose (Béhier). Il ne répugne pas d'admettre que, pendant ces manipulations, le sang, par son conflit avec l'air, son séjour dans les vases et son passage à travers la flanelle, ait le temps de se charger des germes si nombreux qui existent partout dans l'atmosphère, et puisse ainsi contaminer la masse tout entière du liquide sanguin (Jullien).

6° La défibrination fait perdre quinze minutes au moins, quoi qu'en dise L. de Belina, qui admet que pour cette opération préliminaire cinq à six minutes suffisent. Casse (pag. 62) conseille d'attendre vingt à trente minutes avant d'introduire le sang dans l'appareil. Dans ces conditions, la transfusion risquera d'arriver trop tard, surtout à la suite des hémorrhagies foudroyantes, de l'asphyxie, etc.

7° Dans les transfusions avec le sang défibriné, on a observé souvent des hémorrhagies profuses par l'intestin, l'utérus, le vagin (Demme, Mader), et des transsudations séreuses et san-

guinolentes dans le poumon, le foie, le cerveau, transsudations
que Magendie attribuait à l'absence de la fibrine.

8º La statistique montre que, toutes proportions gardées, les
résultats favorables sont plus nombreux du côté de la transfusion
par le sang complet (Oré).

Pour toutes ces raisons, disent les partisans de la transfusion
par le sang entier, il faut abandonner la défibrination.

Mais il faut se rendre à l'évidence et constater que : « par la
transfusion avec le sang défibriné, comme par la transfusion avec
du sang pur, on a obtenu sur les animaux et sur l'homme des
succès qu'il est impossible de révoquer en doute » (Oré, *Dictionn.*
cité, pag. 109).

« Les deux méthodes sont donc bonnes, continue le professeur
de Bordeaux, il s'agit de savoir quelle est la meilleure. » Et se
basant, d'une part, sur les données de la statistique, et, d'autre
part, convaincu que par les appareils perfectionnés d'aujourd'hui
on évite à coup sûr tout accident avec le sang entier, M. Oré se
prononce d'une manière formelle contre la défibrination.

Pour conclure à notre tour, nous n'avons qu'à rappeler les expériences de M. Hayem citées plus haut (pag. 56) à propos de
l'utilité de la transfusion. Le Professeur de thérapeutique de
Paris, après avoir placé ses animaux dans l'état d'anémie extrême
où l'on fait d'ordinaire la transfusion chez l'homme, constata que
le sang défibriné ranime parfois les animaux, mais leur survie
n'est pas longue. Au contraire, dans ces cas de mort véritablement imminente, le sang complet amène un rétablissement durable, définitif, de l'animal. D'après cela, lorsque l'on se trouve obligé
de lutter contre une hémorrhagie puerpérale, par exemple, qui
menace de devenir rapidement mortelle, il faut absolument rejeter le sang défibriné, qui nécessite d'abord une perte de temps
et qui ensuite sera impuissant à faire survivre la malade. Dans
ces cas graves, il faudra toujours employer du sang entier, qui

a le double avantage d'être plus vite prêt pour l'injection, et qui
seul est capable de donner une survie définitive. Quant au danger de la coagulation, nous savons déjà ce qu'il faut en penser.

d. — A QUELLE TEMPÉRATURE DOIT ÊTRE LE SANG ?

C'est encore dans la crainte de voir le sang se coaguler qu'on
s'est préoccupé de savoir à quelle température il convient d'injecter le sang. Les premiers expérimentateurs attribuaient le phénomène de la coagulation à l'abaissement de la température.
Aussi cherchaient-ils à mettre le sang à l'abri du refroidissement,
tantôt en le faisant passer directement d'un animal à l'autre au
moyen de tubes, tantôt en chauffant l'instrument transfuseur à
une température aussi voisine que possible de celle du corps. Les
chirurgiens, avant de faire la transfusion, plongeaient l'instrument dans de l'eau possédant cette température, et, de plus,
trempant des linges dans cette eau, ils en entouraient la seringue.

M. le Dr Nicolas-Duranty (Thèse, pag. 37 et suiv.) signale les
expériences de G. Hunter, Blundell, Scudamore, Pavy, d'après
lesquelles la coagulation est retardée au contraire par le refroidissement. Les expériences qui lui sont personnelles, *in vitro*
d'abord, puis sur des lapins, l'engagent à conclure, en citant
l'opignion de Malgaigne : « Ce n'est donc pas le refroidissement
qui amène la coagulation du sang, tout au contraire ; et lorsque
l'on voudra tenter la transfusion, on saura désormais que, pour
le maintenir liquide, le mieux est de faire refroidir le vase et la
seringue.»

Le professeur Polli a aussi contribué à faire admettre cette opinion.

A la suite d'expériences plus récentes, Oré (de Bordeaux) conclut (*Études hist. et physiol. sur la transf. du sang*; Paris, 1868) :

« 3. Plus le sang est refroidi après sa sortie des vaisseaux, plus il met de temps à se coaguler ; plus, par conséquent, il se trouve dans des conditions favorables pour être transfusé.

4. Le contact de l'air extérieur avec le sang est une des principales causes de la coagulation.

6. Le sang dont la température est rédutie à zéro possède la propriété de revivifier les animaux aussi bien que celui qui a conservé sa température. »

J. Casse a fait un certain nombre d'expériences à l'effet de savoir si l'abaissement ou l'élévation de la température du sang injecté amènerait des modifications dans la température des animaux.

Ces expériences montrent que « lorsque la transfusion se fait dans les limites du milieu ambiant, la température du liquide injecté importe peu ». Si l'on descend l'échelle thermométrique ou qu'on la remonte, on observe des accidents du côté de la respiration ou de la circulation. Toutefois ces accidents, plus ou moins graves, disparaissent complètement dès le lendemain.

La température de l'animal varie avec le degré de température du sang injecté ; si le sang transfusé est au-dessous de la température ambiante, l'animal éprouve un abaissement de température bientôt suivi d'une réaction d'autant plus forte que la température du liquide est plus basse. Si l'injection est faite, le liquide étant au-dessus de la température normale moyenne, le sujet en expérience subit une élévation de température, mais l'oscillation est moins rapide que dans le cas précédent.

Des expériences faites par divers auteurs, Oré notamment, montrent que le sang chauffé au-dessus de 40° C. se coagule plus rapidement que celui que l'on refroidit.

Aujourd'hui, en général, on fait la transfusion sans s'inquiéter de la température, et l'expérience démontre que, sans prendre aucune précaution sous ce rapport-là, on a le temps d'opérer sans crainte de coagulation, *e.* — SANG MODIFIÉ PAR ADDITION DE SUBSTANCES ÉTRANGÈRES.

Les deux questions qui viennent d'être traitées témoignent de la préoccupation constante des transfusionnistes, à savoir : éviter la coagulation du sang. C'est la même préoccupation qui a porté les partisans de l'injection du sang entier à chercher des substances capables d'empêcher ou du moins retarder la formation de caillots.

Le chlorure de sodium et le sel ammoniac ont été en grande faveur, et, ce semble, avec juste raison. Ces deux agents ont en effet des propriétés remarquables au point de vue qui nous occupe : déposés à la surface d'un caillot fraîchement formé, des cristaux de ces sels s'entourent immédiatement d'une auréole rutilante qui s'explique par la mise en liberté de l'acide carbonique et l'absorption de l'oxygène par l'hémoglobine : le caillot ne tarde pas à être totalement dissous.

Richardson pense que dans les vaisseaux le sang est maintenu fluide par un composé ammoniacal très volatil.

Neudefer, M. Rouget, conseillent l'emploi du bicarbonate de soude ponr maintenir le sang liquide.

D'après Hewson, Prévost et Dumas, Desgranges, plusieurs sels de potasse et de soude retardent la coagulation du sang.

Pour M. Pavy, le carbonate, le bicarbonate et le nitrate de potasse sont mortels immédiatement si on les injecte avec le sang, et le carbonate de soude est supporté un moment, mais ne tarde pas à produire une action nuisible.

M. Moncoq (*loc. cit.*) repousse ces additions de substances étrangères comme anti-physiologiques.

M. le Dr Jullien (*loc. cit.*) partage cet avis et dit que ces substances peuvent diminuer la plasticité du sang et augmenter la tendance aux hémorrhagies.

En parlant des injections intra-veineuses de solutions salines, nous avons vu que souvent il se produit de l'hémoglobinurie et de l'albuminurie. Aussi est-il prudent de s'abstenir d'ajouter au sang quelle substance étrangère que ce soit.

B. — Quantité de Sang à injecter.

Les quantités de sang injecté dans les expériences ou en clinique n'ont pas été les mêmes pour des cas analogues. Ces quantités ont varié de 30 et plus souvent de 60 à 700 gram.; la moyenne a été de 100 à 150 gram. La dose doit varier selon les circonstances, de telle sorte qu'il est impossible de dire au premier abord combien de sang il faudra employer (Casse).

Pour Roussel, les doses doivent être ainsi réglées pour les adultes (*Gaz. Hôp.*, pag. 164, 1882).

« Dans l'hypohémie aiguë, par hémorrhagie récente, 200 à 300 gram.

» Dans l'anémie chronique, hypoglobulie, suite d'hypohémie antérieure, 150 à 200 gram.

« Dans l'anémie, chlorose, sans hémorrhagie notable, 100 gram. au moins ».

Roussel ne partage pas l'avis de plusieurs auteurs qui conseillent les injections faites par petites doses et à plusieurs reprises. J. Casse recommande ces doses répétées dans l'anémie chronique, et Oré érige en principe la conclusion suivante, qu'il souligne: « Il faut pratiquer la transfusion à faible dose, en la répétant s'il y a lieu » (*Dictionn.* cité, pag. 119).

Nous ne savons pas au juste quelle quantité représentent les faibles doses conseillées par ces auteurs, et nous leur reprochons de n'avoir pas plus de précision. Pour ne pas encourir le même reproche, nous dirons que l'on peut imiter l'exemple de Roussel et ne jamais dépasser la dose de 300 gram. Cette dernière quantité ne devra être injectée que dans l'empoisonnement par l'oxyde

de carbone. En dehors de ce cas-là, 100, 150 ou 200 gram. suffi-
ront pour les adultes. Dans l'asphyxie des nouveau-nés, Casse
conseille de ne pas excéder 40 à 60 gram.

Ainsi que nous l'avons vu, on a souvent injecté plus de
300 gram. ; mais alors on a fait la transfusion en 2, 3, 4 et jusqu'à 7 fois en injectant chaque fois de 120 à 300 gram. Ces transfusions étaient faites en mettant entre chacune une ou deux heures
ou même plusieurs jours d'intervalle (de 2 à 16). Il y a eu des
succès dans tous ces cas, et la seule objection que l'on puisse
faire à *priori* à ces transfusions réitérées, c'est de multiplier le
danger des phlébites. En effet, ou on agit sur la même veine si
l'on opère à une ou deux heures d'intervalle, ou on ouvre une
veine différente pour chaque nouvelle injection si elle est faite
un ou plusieurs jours après la précédente. Toutefois l'objection
tombe devant les faits, qui ne signalent en général que des phlébites légères, et devant la considération que l'état général est
actuellement menacé, et la phlébite rare et par conséquent toujours problématique.

C. — Où doit-on injecter le Sang ?

a. — DANS LES ARTÈRES OU DANS LES VEINES ?

La règle à suivre est de faire la transfusion de veine à veine.
Cette règle a été suivie par la plupart des personnes qui ont pratiqué la transfusion. Quelques chirurgiens pourtant s'en sont
écartés et à côté des partisans de la transfusion veinoso-veineuse
(les plus nombreux) nous avons ceux de la

Transfusion veinoso-artérielle (De Græfe, Hueter, Petrognio, Frantz
Glénard).
— artério-veineuse (Hasse et Gesellius, de l'animal à l'homme;
Heyfelder, de l'homme à l'homme).
— artério-artérielle (Kuster, de l'homme à l'homme ; Schliep,
de l'animal à l'homme).

Nous avons admis qu'il vaut mieux emprunter le sang à une personne qu'à un animal ; que le vaisseau du transfusant doit être une veine ; il paraît donc plus naturel de choisir aussi une veine chez le transfusé.

« Le sang, dit Jullien (*loc. cit.*, pag. 222), sort d'une veine pour pénétrer dans un vaisseau de même ordre ; c'est là une première condition heureuse. » En second lieu, il paraîtra plus rationnel de soumettre le cœur droit à son excitant naturel, le sang veineux.

M. Paul Berger résume ainsi la question : « La sécurité à l'égard des embolies pulmonaires et de l'entrée de l'air dans les veines est le grand et incontestable avantage de la transfusion artérielle. Elle expose moins que la transfusion veineuse aux accidents qui résultent de la distension rapide des gros troncs veineux et des oreillettes. Elle est, de plus, seule applicable dans certaines indications spéciales, par exemple quand il s'agit de revivifier un membre congelé (Peters). — En revanche, on peut lui reprocher de nécessiter une pression beaucoup plus considérable pour faire entrer le sang dans la circulation, où il a à lutter contre la tension artérielle ; d'exposer aux oblitérations artérielles du membre, aux suffusions sanguines, à la suppuration à la gangrène..... La gravité des lésions artérielles, le danger des hémorrhagies consécutives, bien autrement à craindre que la phlébite, sont des raisons suffisantes pour faire reculer longtemps encore les chirurgiens devant la transfusion artérielle» (*Revue* de Hayem, tom. VII).

A toutes ces raisons, il convient d'en ajouter une autre qui a bien son importance : « La complication du manuel opératoire, dit le Dr Jullien (pag. 230), et les connaissances tant anatomiques que chirurgicales exigées pour mener à bonne fin la recherche artérielle, la feront longtemps rejeter comme ressource en cas d'urgence par les médecins peu familiarisés avec la pratique des opérations. »

Rappelons-nous les cas de Kümmel (pag. 40) à propos de la transfusion de solutions salines: gangrène et amputation de l'avant-bras.

Ponfick (de Breslau), en 1879, fut le promoteur de cette méthode, à la suite d'une série d'expériences heureuses sur des chiens. Dans trois cas il appliqua ce genre de transfusion chez l'homme, et, dit M. le Dr Grenet (Thèse de Paris, 1883, n° 422), ces opérations ont, paraît-il, été suivies de succès. Le sang était défibriné et les malades n'ont pas eu d'hémoglobinurie.

Obalinski, étudiant la question au point de vue du nombre des hématies, a retrouvé dans le sang des animaux soumis à cette opération une augmentation immédiate (dès la première heure) et proportionnelle des hématies, mathématiquement évaluée par la numération.

Le Dr Kaczorowsky (de Posen), s'appuyant sur ces données expérimentales et cliniques, pratiqua la transfusion intra-péritonéale de sang chez cinq malades et obtint, dit M. R. Longuet, les résultats les plus encourageants. Voici les cinq faits tels qu'ils sont résumés dans l'*Union médicale* du 20 mai 1882.

« 1° Néphrite ; foyers pneumoniques, affection articulaire, fièvre, anémie profonde. Deux transfusions intra-péritonéales de 1500 gram. de sang défibriné ; guérison.

2° Nervosisme ; hystérie ; irritation spinale ; anémie. Une seule injection ; retour à une santé des plus florissantes.

3° Phtisie avancée. A la suite d'une première injection, amélioration considérable, retour de l'appétit, cessation de la toux, de la fièvre et des sueurs. Rechute huit jours après, à la suite d'écarts de régime. Mort après trois mois.

4° Nervosisme ; anémie ; faiblesse extrême. Le malade garde le lit depuis trois mois ; se lève huit jours après une injection de

600 gram.; amélioration graduelle ; guérison après trois mois.

5° Alcoolisme ; typhus exanthématique ; affection pulmonaire. T = 41°, P = 140. Transfusion de 400 gram. de sang. Le soir même, T = 38°,8, P = 120. Apyrexie complète. Quatre jours après, appétit développé ; guérison. »

Ces résultats sont en effet très encourageants, surtout si la transfusion a débarrassé les opérés des diverses maladies qui les tourmentaient ! Dans un seul cas, l'auteur a observé des douleurs vives et de l'albuminurie.

D'après Bizzozero et Golgi, le sang injecté dans le péritoine s'unit réellement à la masse sanguine générale. Vingt minutes après l'injection, on peut démontrer l'augmentation progressive dans le sang de la quantité des globules rouges. L'augmentation de l'hémoglobine est en proportion de la quantité de sang injecté, à moins que cette injection ne soit trop forte. Cette augmentation, dont le maximum a lieu au bout de quarante-cinq heures, continue pendant vingt-sept jours environ. Il est à noter que ces auteurs n'ont jamais trouvé au microscope une différence quelconque dans la forme, le volume et l'agrégation des globules.

Nikolski n'a pas remarqué de péritonite. En injectant dans le péritoine du sang d'animaux d'espèces différentes, le nombre des globules n'augmente pas ; il survient de l'hémoglobinurie deux heures déjà après l'opération, et au bout de trois ou quatre jours l'urine contient des pigments biliaires.

Foâ et Pellacani sont arrivés aux mêmes résultats que Bizzozero et Golzi. Ils ont remarqué qu'après une deuxième transfusion chez le même sujet, l'accroissement de l'hémoglobine n'est pas aussi fort que la première fois. Après un certain nombre d'expériences, cet accroissement ne dépasse pas le chiffre normal.

La transfusion péritonéale sur l'homme donne les mêmes résultats. Dans les cas de Golgi et Raggi, Caselli, Negri, Giovanni, la quantité de l'hémoglobine a suivi une marche ascendante après l'injection. Après avoir atteint son acmé, elle est toujours retournée au chiffre normal.

M. le Dr Grenet, dont nous avons déjà cité la Thèse inaugurale, a fait une série d'expériences sur des lapins dans le but de savoir si le sang injecté éprouve des modifications et par quelles voies il est absorbé.

L'auteur critique comme insuffisants les procédés employés antérieurement pour la numération des globules (hématimètre) et le dosage de l'hémoglobine (colorimètre). « L'hématimètre, en effet, peut avoir une valeur pour apprécier de grands écarts dans le nombre des globules, 1 million, 2 millions ; mais pour des quantités plus faibles, 2, 3, 4 et 500,000 globules, les résultats ne sont pas fixes. »

Le procédé des teintes pour le dosage de l'hémoglobine paraît à M. Grenet encore plus insuffisant, parce qu'il dépend de l'intensité de la lumière et qu'il est basé sur l'appréciation par l'observateur des différences de teintes de deux substances différentes (sang, carmin, etc.) sensiblement de même couleur.

Pour faire ses recherches, l'auteur a injecté dans le péritoine de plusieurs lapins du sang de canard, dont les globules sont elliptiques et à noyau susceptible de coloration. Ces globules, n'ayant pas la même forme que ceux du lapin, se reconnaissent aisément dans la circulation de celui-ci.

Le sang n'est pas absorbé par la voie sanguine, mais par la voie lymphatique de la manière suivante : le sang pénètre dans les réseaux lymphatiques, séjourne peu dans le réseau sous-péritonéal et moyen, se répand dans les petits rameaux du réseau sous-pleural, passe dans les gros troncs collecteurs et arrive dans les ganglions rétro-sternaux ou autres. Il en résulte un engorgement qui gagne bientôt les gros troncs afférents, puis toutes les mailles du réseau lymphatique. Le sang affluant toujours de la cavité péritonéale, il se produit des ruptures, et par conséquent des épanchements plus ou moins considérables.

Le sang, arrêté dans les ganglions, encombre les voies lymphatiques, en dissocie les éléments et fait apparaître un réseau particulier ; puis les cellules ganglionnaires augmentent de volume, absorbent certains principes qui les rendent grosses et transparentes. Elles absorbent ensuite des débris de globules, leurs petits noyaux, même des globules entiers, qui subissent là une élaboration inconnue.

L'auteur rapporte ensuite ses expériences, au nombre de 22 ; dans la plupart d'entre elles, les animaux ont été sacrifiés à des époques diverses afin de suivre la progression du sang à travers les voies d'absorption. Dans les Exp. vii, viii, ix et x, les lapins sont morts du fait de l'injection, de 5 à 24 heures après. La péritonite s'est montrée une seule fois : chez cet animal, l'absorption du sang ne s'est pas effectuée.

Ces expériences peuvent-elles engager le praticien à substituer la transfusion péritonéale à la tranfusion veineuse? Nous ne le pensons pas, pour les motifs suivants.

Les cas dans lesquels la transfusion est indiquée sont, d'une manière générale, l'anémie aiguë par hémorrhagie abondante, et l'anémie chronique d'origine diverse.

1° Dans l'anémie aiguë, la transfusion péritonéale, abstraction faite du danger de perforer l'intestin ou d'amener une péritonite même sans perforation intestinale, sera presque toujours impuissante à conjurer une mort imminente. Car, si l'absorption commence, d'après les expériences précédentes, dix minutes après l'injection, elle n'est complète qu'au bout de quatre jours; elle s'opère donc avec trop de lenteur pour remplir une indication aussi pressante. En second lieu, les globules se détruisent dans les ganglions et n'arrivent dans les vaisseaux sanguins qu'à l'état de débris : or, quel bienfait peut-on attendre de ces éléments pour ainsi dire anéantis ?

2° Dans l'anémie chronique se présentent les mêmes dangers et souvent la même indication pressante. Enfin, dans les deux cas, la transfusion intra-péritonéale nous paraît devoir être rejetée, car nous avons vu que les lymphatiques distendus outre mesure éclatent, d'où épanchements plus ou moins considérables. Est-il déraisonnable de penser que ces épanchements péri-lymphatiques pourront provoquer la formation d'abcès d'autant plus sérieux qu'il sera plus difficile de donner issue au pus ? Puisque le réseau lymphatique sous-pleural participe à l'absorption, ne pourra-t-il y avoir, lors de la rupture, une inflammation de la plèvre ? Il est du moins permis de le craindre.

Les modifications que nous avons vues s'effectuer dans les ganglions sont-elles sans danger pour le fonctionnement ultérieur de ces organes ?

Voilà tout autant de questions que les partisans de cette méthode doivent résoudre par leurs expériences sur les animaux avant d'exposer les malades aux dangers possibles que nous signalons.

Nous avons nommé plus haut la perforation intestinale et la péritonite. La première n'a pas encore été notée dans les observations ; mais qui pourra assurer qu'on n'aura jamais à la déplorer ? Quant à la péritonite, elle constitue l'objection la plus sérieuse que l'on puisse adresser aux partisans de la transfusion intra-péritonéale. Cette complication est sortie du domaine des craintes pour entrer dans celui de la réalité. Concato a cité deux cas de péritonite mortelle. M. le Dr Jules Dozzi (de Motta, Italie) en signale deux autres. Et, lors même que la péritonite n'est pas mortelle, M. Grenet nous apprend qu'elle suffit pour empêcher l'absorption : dès lors, le but de la transfusion est manqué.

D'après M. Jules Dozzi, il a été publié en Italie 27 cas de transfusion sous-péritonéale depuis le travail de Ponfick jusqu'en 1882. Sur ce nombre, il n'y a eu que quatre résultats à peu près satisfaisants, ce qui est bien peu pour un aussi grand nombre de tentatives.

Pour terminer cette question, disons avec Oré (*Dictionn. cité*, pag. 97) : « Il est bon d'ajouter que la transfusion péritonéale ne donne que 50 pour 100 de succès, tandis que la transfusion veineuse arrive à 70 pour 100 : il s'agit donc d'une notable différence de 20 pour 100. Or, lorsque l'on considère qu'il s'agit en pareils cas de la vie des malades, je trouve cet écart de statistique assez important pour n'avoir pas besoin de m'appesantir plus longtemps sur la transfusion péritonéale. »

Pour être complet, il nous convient de dire que l'on a encore injecté le sang dans la cavité pleurale (Dr Silva), dans le rectum (Dr J. Pozzi), et dans le tissu cellulaire (Karts, Laudenberger, Nicaise).

On sait enfin qu'un certain nombre de personnes atteintes d'anémie chronique d'origine diverse fréquentent les abattoirs aux heures où l'on saigne les animaux, et prennent par la voie stomacale du sang en nature fraîchement extrait des vaisseaux. Quel que soit le nom que l'on donne à ces pratiques, auxquelles on refuse, Roussel notamment, la dénomination de transfusion, on peut les admettre dans certains cas, excepté l'introduction du sang dans la plèvre.

Nous n'avons pas pu savoir en quelle occasion le Dr Silva a fait l'injection intra-pleurale de sang défibriné ; mais, de deux choses l'une, ou la plèvre était saine, ou elle contenait un épanchement.

1° Faire une injection dans une plèvre saine ne nous paraîtrait pouvoir passer pour une pratique admissible qu'auprès de personnes ayant le goût des aventures médicales. En effet, piqûre du poumon, inflammation pleurale pouvant aller jusqu'à la purulence, oppression venant s'ajouter à celle qui existe déjà par le fait de l'anémie, sont des dangers que ne peut compenser le bienfait de la transfusion, bienfait d'ailleurs très problématique dans le cas actuel, vu la lenteur de l'absorption du sang par la surface séreuse.

2° Si l'occasion se présentait d'injecter du sang dans une plèvre contenant un épanchement (surtout purulent, évacué au préalable), nous croyons qu'il vaudrait mieux s'abstenir. Dans ces cas, en effet, de pleurésie purulente avec opération de l'empyème, on fait des injections détersives, et le sang que l'on injecterait serait presque tout perdu, parce qu'il ne pourrait être absorbé dans l'intervalle de deux lavages.

Les injections de sang dans le rectum et dans le tissu cellulaire et l'ingestion par la voie stomacale ne doivent pas être repoussées systématiquement ; mais il nous paraît rationnel d'en limiter l'emploi aux cas dans lesquels on peut temporiser, anémie chronique par exemple.

Les cas urgents, tels que hémorrhagie menaçant l'existence à bref délai, doivent être traités par la transfusion proprement dite, l'injection intra-veineuse, qui seule peut produire la rapide stimulation nécessaire dans ces graves circonstances et relever la tension vasculaire.

D. — Indications, contre-indications.

Il en est de la transfusion comme d'un grand nombre de remèdes : ses partisans, enthousiasmés des résultats obtenus dans des cas où elle est parfaitement indiquée, en ont aussitôt étendu le domaine outre mesure. Ils en sont arrivés à la pratiquer dans des cas où, *à priori*, il est permis de la supposer inutile. De là, des revers que les adversaires ont attribués à la méthode, tandis qu'ils étaient imputables à la mauvaise application que l'on en faisait. Voilà une des raisons pour lesquelles « la transfusion n'est pas encore entrée dans nos mœurs », selon l'expression de M. Hayem.

Nous allons rapidement passer en revue les cas dans lesquels a été employée la transfusion, en indiquant, chemin faisant, ceux dans lesquels il eût paru préférable de ne pas user de ce moyen. Nous ne ferons pas de chapitre spécial pour les contre-indications, qui ne sont pas encore nettement définies.

Notre statistique est empruntée à Casse (1874) et à Oré (1884).

1° ANÉMIE AIGUE.

Sous cette dénomination, très commode en clinique, nous comprendrons tous les cas dans lesquels, par suite d'une perte sanguine unique ou de pertes répétées à de courts intervalles, la quantité de sang a diminué au point de menacer la vie à courte échéance. C'est dans ces cas que la transfusion est le mieux indiquée, mais il y a des distinctions à établir, car l'anémie aiguë se produit, soit chez une personne saine (métrorrhagie puerpérale), soit chez une personne malade (hémorrhagie des cancéreux, par exemple). Il est évident *à priori*, et les faits le confirment, que la transfusion réussira mieux dans la première variété que dans la seconde.

a. *Hémorrhagie puerpérale.* — « Ce sera toujours dans ce cas, dit M. Moncoq, que l'indication de la transfusion se présentera le plus souvent. » C'est aussi dans ces cas qu'on l'a pratiquée un plus grand nombre de fois, ainsi que nous l'avons déjà dit. Après la discussion à laquelle nous nous sommes livré dans la première partie de ce travail, il nous semble inutile de revenir sur la question d'opportunité de cette indication. Nous dirons avec Oré : « que la transfusion est un des moyens les plus puissants et les plus efficaces que le chirurgien possède pour combattre les hémorrhagies graves désespérées qui surviennent pendant la grossesse ou après l'accouchement » (*Dictionn. cité*).

D'après ce que nous avons dit sur l'action hémostatique de

la transfusion, on comprend qu'il n'est pas nécessaire d'attendre que l'écoulement sanguin soit arrêté. On pratiquera l'opération lorsque les autres moyens se montreront sans efficacité ; car, dit Chailly-Honoré, « quoi qu'on fasse, la transfusion seule peut laisser quelque chance de salut. Elle est là, qui donne à l'accoucheur cette sécurité, cette confiance si nécessaire en pareil cas. Il sent qu'il est le maître de l'existence de la femme, et il puise dans cette confiance, qu'il communique aux autres, la force et le sang-froid dont il a tant besoin. Il peut alors avec ordre, méthode et célérité sauver la malade ».

Plusieurs autres accoucheurs, Nœgelé et Grenser, Saboia, Charpentier, Girard, Simpson, admettent la transfusion comme ressource ultime et en reconnaissent l'utilité.

Nous avons cité plusieurs faits consignés dans divers ouvrages ou recueils que nous avons signalés.

Voici le résumé de quelques observations inédites tirées de la pratique de notre ami le Dr Fanton, et qu'il s'est fait un plaisir de nous communiquer

PREMIÈRE OBSERVATION.

Avortement au 3e mois. — Hémorrhagie grave. — Transfusion de 80 gram. de sang complet. — Guérison.

Mme C..., 18 ans, est mariée depuis six mois à un marin. Après trois mois de mariage, le mari part, laissant sa femme enceinte, et ne revient que deux mois plus tard en novembre 1882. Le retour est fêté par des excès de tout genre : coït, veilles prolongées, promenades fatigantes. Ces fatigues réunies provoquent une hémorrhagie utérine qui dure vingt-quatre heures. La jeune femme tombe en syncope à plusieurs reprises, ce qui détermine le mari à demander les secours de l'art. A son arrivée, le médecin constate les signes d'un avortement ; l'œuf a déjà dilaté l'orifice utérin et peut être extrait aussitôt à l'aide du spéculum et d'une pince à polypes. L'utérus se rétracte et l'hémorrhagie s'arrête, mais la malade est dans la prostration la plus complète. — Lavement de bouillon et de rhum ; frictions stimulantes ; eau des carmes et chartreuse rejetées aussitôt.

9

Le pouls ne se relève pas, les bourdonnements d'oreilles sont incessants, des sueurs froides apparaissent ; les syncopes succèdent aux syncopes, de telle sorte que la transfusion se présente comme la seule ressource.

Le mari fournit 80 gram. de sang, qui sont reçus dans le transfuseur de Collin (deuxième modèle ; Voy. *Dictionn.* de Jaccoud et la Thèse de Jullien). Ce transfuseur a été maintenu pendant quelques instants dans l'eau à 38° environ, par crainte de la coagulation.

Au préalable, un lien constricteur a été placé autour d'un des bras de la malade, de manière à rendre les veines plus apparentes. La veine médiane basilique étant choisie, le trocart de l'instrument est planté dans le vaisseau directement à travers la peau. Deux ou trois gouttes de sang s'échappent par la canule et indiquent qu'il n'y a pas eu fausse manœuvre.

L'instrument étant chargé, le tube de caoutchouc est purgé d'air et adapté à la canule. La transfusion s'effectue lentement et la malade ne tarde pas à reprendre ses sens. Une heure après, un léger frisson se déclare, qui dure une demi-heure environ. Deux heures plus tard, l'opérée demande à manger et fait avec appétit un léger repas. Le quatrième jour, la jeune C... quitte le lit et la santé redevient parfaite.

Une deuxième grossesse est survenue depuis et est arrivée heureusement à terme, grâce à l'expérience acquise et aux sages conseils du docteur.

OBSERVATION II.

Avortement au 4° mois. — Hémorrhagie. — Épuisement considérable.
Transfusion. — Guérison.

R... âgée de 35 ans, fait en janvier 1883 une chute dans l'escalier pendant une grossesse arrivée au quatrième mois. Une hémorrhagie se déclare, qui dure avec plus ou moins d'intensité pendant une quinzaine de jours. Rien ne peut tarir la perte, et l'avortement s'effectue suivi d'un redoublement dans l'écoulement sanguin.

L'état de la malade faisant craindre une fin prochaine, le Dr Fanton se décide à pratiquer la transfusion, qui est suivie d'un prompt succès. 80 gram. ont été injectés comme précédemment, et, disons-le une fois pour toutes, cette dose n'a pas été dépassée dans les transfusions dont il va être question.

Le troisième jour, la malade se lève et les forces sont complétement revenues au bout d'une dizaine jours.

OBERVATIONS III, IV, V.

Accouchement à terme. — Inertie utérine consécutive et hémorrhagie très abondante. — Transfusion. — Guérison.

Nous réunissons ces trois observations, parce qu'elles se ressemblent à tous les points de vue.

Mmes W.., Gui... et Gas... dans le courant de l'année 1883 accouchent à terme d'un enfant vivant, et chez toutes les troiss urvient une inertie utérine qui laisse le sang s'écouler en grande abondance. Des injections vinaigrées et glacées, de l'eau froide additionnée de jus de citron, l'introduction de la main dans la matrice, l'administration du seigle ergoté à la dose de 25 centigram. chaque fois de quart d'heure en quart d'heure jusqu'à concurrence de 2 gram., et enfin des fragments de glace dans l'utérus, amènent la contraction utérine et la cessation de l'hémorrhagie.

Mais la faiblesse est extrême et se traduit par des syncopes répétées qui cèdent difficilement à l'emploi des excitants de toute sorte. L'état de ces malades est aggravé par la présence, chez toutes les trois, d'une affection cardiaque acccompagnée d'œdème des extrémités inférieures.

Devant l'inefficacité des stimulants, M. Fanton se décide à recourir à la transfusion du sang, qui produit une rapide amélioration. Trois heures environ après l'opération, les malades prennent volontiers quelques aliments légers.

Quelques jours après, il ne restait plus trace de la faiblesse, malgré l'apparition d'une forte bronchite chez W... et Gas..., et d'une pneumonie chez Gui... La guérison s'effectua très bien.

OBSERVATION VI.

Accouchement à terme. — Fœtus hydrocéphale ayant nécessité une perforation du crâne. — Violente hémorrhagie. — Transfusion. — Péritonite. — Mort.

B..., 30 ans, arrive fin décembre 1882 au terme d'une deuxième grossesse. L'enfant, mort depuis plusieurs jours, se présente par le sommet et descend avec une extrême lenteur. Le bassin de la femme est normal, et à l'exploration réitérée, le fœtus est reconnu hydrocéphale.

Le crâne est perforé et il s'en écoule environ un quart de litre d'un liquide fœtide. Cette diminution dans le volume de la tête a pour résultat l'accélération du travail, et l'accouchement se termine par les seules forces de la nature. Mais l'utérus, épuisé des efforts prolongés auxquels il s'est livré pour l'expulsion de son produit, refuse de se contracter après l'accouchement, d'où métrorrhagie violente qui vient aggraver l'état de la femme, déjà sérieusement compromis par la longueur du travail. Néanmoins, sous l'influence de moyens appropriés, la matrice revient sur elle-même et la perte est tarie, mais en laissant après elle une faiblesse excessive.

Rien ne pouvant faire sortir la malade de l'état de prostration dans lequel elle est tombée, la transfusion est pratiquée et produit une légère amélioration. Pendant huit jours, la femme se maintient pour ainsi dire entre la vie et la mort, lorsque apparaît une péritonite qui emporte l'opérée en trois jours, soit onze jours après la transfusion.

RÉFLEXIONS. — Dans tous ces cas, la transfusion paraissait formellement indiquée, car les malades étaient arrivées à un degré extrême d'épuisement, et chez toutes le médecin avait employé les moyens usités pour stimuler l'organisme épuisé par une abondante perte de sang. Tout avait été vain et les forces déclinaient de plus en plus. Il était donc rationnel d'exciter le cœur par une injection directe de son stimulant physiologique.

On remarquera combien a été faible la dose de sang, et combien, malgré cela, a été prompt le relèvement des forces dans les cinq premiers cas. Quant au sixième cas, il est pour nous une preuve que cette dose doit être dépassée suivant les circonstances. En effet, la femme qui fait le sujet de cette observation avait non seulement à se relever de l'épuisement causé par la perte sanguine, mais aussi de celui que la souffrance due à un long travail avait infligé au système nerveux. Nous sommes persuadé qu'ici une transfusion plus abondante, de 150 gram. environ, aurait produit un meilleur résultat.

Enfin, cette petite statistique est fort encourageante, et il est à

souhaiter que l'exemple du Dr Fanton soit imité plus souvent.
Nous ajouterons que les personnes qui ont fourni le sang n'ont
éprouvé aucun accident.

b. — *Hémorrhagies par suite de traumatisme accidentel ou
chirurgical.* — De nombreux traumatismes peuvent compromettre la vie par l'hémorrhagie jointe à ce que les Anglais nomment
le Shock. Ce sont les plaies par armes à feu et par instruments
tranchants ; ce sont surtout ces horribles mutilations produites
dans nos grands centres de population par les roues de charrettes,
de tramways, et par les machines industrielles. En présence de
ces délabrements épouvantables, l'indication se présente souvent
de pratiquer une amputation, une résection ; « mais, dit Jullien
(Thèse, pag. 200), qui peut assurer au chirurgien qu'il n'exécutera
pas l'opération sur un cadavre ? Alors il recule, il ajourne, et que
de fois l'autopsie ne vient-elle pas lui démontrer qu'il ne lui a
manqué qu'un allié pour triompher: le sang ! Eh bien ! qui le
contestera ? la transfusion est positivement indiquée dans ces
cas là. »

Depuis que la bande d'Esmarch a fait son apparition en chirurgie, que fait-on chaque fois qu'on l'applique pour une amputation par exemple ? N'est-ce pas là une véritable transfusion que
tous les chirurgiens, comme le dit encore Jullien, mettent aujour-
d'hui en pratique ?

Sur 50 hémorrhagies traumatiques à la suite desquelles la
transfusion a été opérée, Oré signale 23 succès, 2 améliorations
et 25 insuccès. Le nombre des insuccès se réduit à 19, car la
mort est survenue par complication opératoire : gangrène, hémorrhagie secondaire ; par pneumonie dans un cas. Trois fois la mort
est attribuée à l'entrée de l'air dans les veines, ce qui peut être
évité, nous le savons. Une fois, 420 gram. de sang ont été injectés
trop rapidement et la mort a eu lieu par arrêt du cœur

La statistique n'est pas aussi satisfaisante ici que dans l'hémorrhagie puerpérale, ce qui se comprend aisément. Car dans les hémorrhagies traumatiques, trop souvent le blessé doit, outre la perte de sang qu'il a faite, subir encore une opération, nouvelle cause d'épuisement.

Néanmoins nous croyons que la transfusion est utile dans les cas trop fréquents où un blessé, ayant perdu une grande quantité de sang, devra subir une opération sérieuse. Par la transfusion, on sauvera ainsi un certain nombre de malades, soit dans la chirurgie des villes et des campagnes, soit encore dans la chirurgie d'armée.

Si pendant une opération une hémorrhagie considérable met le patient au voisinage de la mort, il ne faut pas hésiter à recourir à la transfusion. Le cas cité plus haut de MM. Michaux et Lefèvre témoigne de l'utilité de cette opération en pareille circonstance.

L'observation de Samuel Lane (1839) prouve que l'hémophilie est aussi justiciable de la transfusion. Ce médecin anglais, ayant opéré un garçon de 11 ans d'un strabisme convergent, vit survenir une série d'hémorrhagies qui jetèrent le jeune malade dans l'état le plus alarmant. Au dire des parents, l'enfant était sujet à de grosses hémorrhagies pour des plaies insignifiantes. M. Lane se décida à faire la transfusion, par laquelle il introduisit 176 gram. de sang dans une veine du pli du bras. Deux heures après, l'enfant se mettait sur son séant et buvait un verre d'eau vineuse. La perte de sang ne reparut plus et la guérison fut définitive (Oré ; *Études* citées. Moncoq, pag. 120).

M. Dieulafoy a guéri dernièrement un jeune hémophile par la transfusion de 120 gram. de sang complet (*Soc. méd. des Hôp.*, 11 janvier 1884).

Dans le scorbut, quatre cas graves ont été traités par la transfusion et on a obtenu quatre succès.

c. — *Hémorrhagies des fièvres éruptives*. — Dans la fièvre typhoïde, les écoulements sanguins peuvent n'être qu'une complication purement locale, ou au contraire prendre leur point de départ dans un processus hémorrhagique général. A la première variété se rattachent les épistaxis de la période prodromique et de la période d'ascension. Ces épistaxis sont fréquentes, mais peu abondantes, et nous n'avons pas à nous en préoccuper ici. Les hémorrhagies intestinales rentrent dans la même catégorie, mais peuvent revêtir un caractère d'une gravité extrême : elles sont mortelles dans un tiers des cas (Griesinger, Dieulafoy).

Dans la seconde variété rentrent les hémorrhagies cutanées : purpura, ecchymoses ; les hémorrhagies nasales et gingivales; les hématuries et les métrorrhagies : c'est la fièvre putride hémorrhagique des anciens. « Ces formes hémorrhagiques, dit M. Dieulafoy (*Pathol. int.*, tom. II), plus fréquentes selon les constitutions médicales et suivant les épidémies, sont habituellement associées aux symptômes ataxiques ou ataxo-adynamiques ; elles tuent impitoyablement les malades qui en sont atteints. »

A propos des hémorrhagies intestinales survenant dans le cours de la fièvre typhoïde, le Dr Darène (Thèse de Paris, 1882, n° 188) donne la conclusion suivante :

« 3° Lorsque l'hémorrhagie a, par son abondance, compromis les jours du malade, l'opération de la transfusion est parfaitement indiquée.

» C'est le seul moyen qui resta au médecin de stimuler l'organisme du patient et de réparer son insuffisance sanguine. Dans les neuf observations que nous avons pu réunir, nous comptons trois cas de succès complet. Chez les six autres malades, l'opération amena toujours une amélioration d'une durée plus ou moins longue. Jamais l'opération ne fut nuisible. »

Un cas de guérison signalé par le Dr Gibert (du Havre) inspire à ce praticien la réflexion suivante : M. Gibert se demande si ce cas de transfusion est exceptionnel et sans valeur au point de vue de la pathologie générale, ou s'il s'agit d'un cas qui doit guider le médecin toutes les fois qu'un typhique, surtout quand il a perdu beaucoup de sang, se trouve dans l'impossibilité organique de vivre si le sang ne se renouvelle pas, ce qui se constate souvent. Si à ce moment le médecin intervient par la transfusion, il aura, plus souvent qu'on ne l'a cru jusqu'ici, la chance de sauver quelques existences (*Bull. Acad. de Méd.*, 1881, pag. 419).

Nous n'avons pas l'autorité suffisante pour donner un conseil au sujet de la transfusion dans les formes hémorrhagiques qui tuent impitoyablement les malades. Il est permis, *à priori*, de craindre que dans ces cas désespérés cette opération ne soit aussi impuissante que les autres moyens, car ici il ne faut pas lutter seulement contre le processus hémorrhagique, mais contre le virus, qui à ce moment a atteint son maximum de malignité. Le seul cas clinique que nous connaissons nous semble donner raison à cette vue de l'esprit.

Les Drs Channel, Liouville et Voisin firent en 1874, au Havre, une transfusion à un jeune homme de 25 ans, atteint de fièvre typhoïde. Cette tentative, qui parut amener une amélioration passagère, ne put être faite que devant les plus graves accidents, et le malade succomba à tous les phénomènes de la forme hémorrhagique (Jullien, pag. 202).

Si nous passons aux formes hémorrhagiques de la variole, de la rougeole et de la scarlatine, nous ne pouvons pas nous exprimer différemment, car nous nous trouvons en présence de la même gravité du pronostic. Deux cas de transfusion dans la forme hémorrhagique de la variole ont donné deux insuccès (Heinemann et Zuelzer, cités par Casse).

d. — *Hémorrhagies dans des cas divers.* — La transfusion a été employée avec des résultats encourageants dans presque toutes les autres hémorrhagies menaçant l'existence : hémoptysies, hématémèses de l'ulcère rond et du carcinome, dysenterie hémorrhagique ; métrorrhagie due à des tumeurs diverses ; hématurie.

Mais il faut se rappeler que lorsque les pertes de sang sont liées à la tuberculose où à des tumeurs incurables, la transfusion ne s'adresse qu'au processus hémorrhagique et non à la maladie elle-même. Dans ces cas, on ne peut espérer qu'un résultat : conjurer les funestes effets de la perte et prolonger la vie du malade.

2° ANÉMIE CHRONIQUE, CHLOROSE, LEUCÉMIE.

Dans les longues convalescences d'un grand nombre de maladies aiguës : fièvre typhoïde, par exemple ; à la suite des suppurations et des flux prolongés, on voit survenir une anémie ainsi constituée (Jaccoud) : « Dans une quantité donnée de sang, les éléments globulaires sont diminués de quantité, mais en outre, dans le sérum, l'eau est en excès, il y a hydrémie. » Cet état peut se prolonger assez pour amener la mort malgré toutes les médications mises en usage.

La chlorose, qui porte non seulement sur une altération quantitative, mais surtout sur une modification qualitative des globules (diminution de l'hémoglobine), peut aussi aboutir à la terminaison fatale.

Dans ces cas, lorsqu'on a vainement employé tous les traitements usuels, toniques sous toutes les formes, ferrugineux, arsenicaux, hydrothérapie, etc., il est permis de s'adresser à la transfusion du sang, qui pourra donner un coup de fouet à l'organisme et stimuler la rénovation globulaire.

Oré à relevé 62 observations d'anémie et de chlorose, et noté 33 guérisons, 4 améliorations et 25 morts.

Bien que cette statistique ne soit pas aussi belle que dans les cas de métrorrhagie puérpérale, elle nous paraît assez encourageante. Car la transfusion a été faite ici comme précédemment, alors que l'on avait épuisé sans résultat toutes les ressources de la thérapeutique. D'autre part, dans plusieurs insuccès il y a eu un effet immédiat satisfaisant, comme on peut s'en assurer en lisant les faits rapportés par M. Neudefer. Chez cinq blessés de l'armée autrichienne arrivés au dernier degré du marasme par des suppurations prolongées, ce chirurgien pratiqua la transfusion à la dose de trois ou quatre onces. Ces malades, qui avaient perdu l'appétit et le sommeil, purent pendant plusieurs jours prendre volontiers de la nourriture et jouir d'un sommeil réparateur sans préparations narcotiques. Un de ces malades avait été soumis deux fois à la transfusion, et vécut une semaine de plus avec une amélioration plus longue. Il est à supposer qu'en reitérant cette opération, M. Neudefer aurait eu un succès beaucoup plus grand.

Beaucoup d'auteurs (Oré, Jullien, Moncoq, Casse) conseillent dans l'anémie et la chlorose les petites doses, renouvelées s'il y a lieu.

Nous ne pouvions passer sous silence une transfusion pratiquée par M. le professeur Courty (de Montpellier) chez un malade déjà épuisé par une longue suppuration, et qu'une hémorrhagie d'origine impossible à déterminer, réduisit à un état voisin de la mort. Le sang, fourni par M. Balp, fut injecté à la dose de 150 gram. environ. Le malade, qui depuis quelques instants avait perdu connaissance, ne tarda pas à recouvrer ses sens et l'usage de la parole. Il put prendre par petite quantité une liqueur tonique. Mais dix heures après cette « quasi-résurrection », une nouvelle hémorrhagie emporta le malade en peu d'instants (Augé, Thèse Montpellier, 1867, n° 50. Marmonnier, id., 1869, n° 164).

L'autopsie apprit que la perte provenait de l'artère honteuse interne, dont les parois étaient ulcérées. Peut-on dire néanmoins que ce fait n'est pas favorable à la transfusion ? N'est-ce donc rien d'avoir obtenu cette quasi-résurrection, et, d'après ce résultat, n'est-il pas permis de croire que si l'on pratiquait plus souvent la transfusion dans l'anémie chronique, on arriverait dans bien des cas à réparer l'insuffisance sanguine et à guérir les malades ? Car enfin, ce n'est que par exception qu'on s'est trouvé ici en présence de cette malencontreuse ulcération des parois d'une artère volumineuse.

Que les praticiens écartent de leur esprit le vain fantôme des dangers de la transfusion, et, les faits sont là pour en donner l'assurance, bien des existences seront sauvées !

Leucémie, 9 cas, 3 guérisons, 6 morts.

3° EMPOISONNEMENT PAR L'OXYDE DE CARBONE.

Dans l'asphyxie par les vapeurs du charbon en combustion, l'oxyde de carbone s'unit à l'hémoglobine des globules sanguins pour former l'hémoglobine oxycarbonée, combinaison qui n'est pas détruite par l'oxygène arrivant dans les poumons. De sorte que, dans l'intoxication par CO, la mort survient parce que les globules sanguins ne sont plus régénérés par l'oxygène. Éliminer les globules oxycarbonés, impropres désormais à l'entretien de la vie, et les remplacer par des globules susceptibles de s'oxygéner, semble une opération très rationnelle. La transfusion du sang nous donne le moyen d'opérer rapidement cette substitution, et nulle autre opération ne peut arriver au même résultat. Mais il faut ici, pour éviter aux vaisseaux sanguins des phénomènes de surcharge pouvant devenir graves, évacuer une portion du sang intoxiqué, qui du reste est devenu inutile, nous venons de le voir.

Sur quinze cas d'empoisonnement par CO traités par la transfusion, Oré signale neuf guérisons. Treize de ces cas sont résumés dans l'ouvrage de J. Casse, et nous extrayons quelques renseignements utiles au point de vue de la déplétion à faire.

1° Cas de Traube (1864). Transfusion de 240 gram. de sang complet en deux fois, précédée chaque fois d'une saignée de 180 gram. Amélioration, puis mort.

2° Cas de Mossler (1865). Déplétion de 300 gram. ; la quantité de sang injecté n'est pas notée ; amélioration passagère.

3° Cas de Martin (1870). Saignée de 200 gram., transfusion de 100 gram.; guérison.

4° Cas de Jurgensen (1870). Saignée de 400^cc et transfusion de 375 gram. de sang; guérison.

5° Dans deux autres guérisons la saignée donna peu de sang et la transfusion introduisit dans la veine de 60 à 90 gram. dans un cas, et 500 gram. dans l'autre.

Nous noterons encore que dans les six cas de mort il y a eu trois améliorations se manifestant par le retour à la connaissance ; dans chaque cas les autres traitements usuels avaient été mis vainement en usage.

Dans quatre guérisons nous trouvons signalée l'impuissance des moyens appliqués avant la transfusion, y compris l'électricité.

En somme, nous voyons que malgré le temps perdu en vains traitements, et malgré l'état d'asphyxie très prononcée, toujours signalé dans les observations, les résultats de la transfusion ont été très satisfaisants, et il est permis de conseiller la même pratique, le cas échéant.

L'empoisonnement par d'autres gaz délétères, gaz de l'éclairage, gaz des fosses d'aisances, pourra fournir l'occasion de recourir à la transfusion.

Dans six cas d'asphyxie des nouveau-nés, nous notons un seul succès.

4° RAGE.

« On ne peut, dit Oré, espérer de guérir la rage que par la transfusion » (*Diction*. Jaccoud).

M. Moncoq ne pense pas qu'il soit « téméraire de dire que peut-être on trouvera un jour dans la transfusion le remède tant cherché de l'infection rabique ».

Nous ne relevons que trois observations de transfusion du sang dans des cas de rage.

Le cas de Riva au siècle dernier fut sans résultat.

En 1792, Russel, médecin à Eye, comté de Suffolk, voyant l'impuissance des moyens employés pour guérir la rage, dont vingt personnes étaient mortes en ce seul endroit, résolut de s'écarter des méthodes ordinaires pour guérir un jeune garçon atteint d'hydrophobie. Il lui ouvrit une veine et en laissa couler une quantité de sang telle que ce dernier tomba inanimé. Alors ouvrant une autre veine, il y introduisit peu à peu par la transfusion directe le sang de deux agneaux. Le patient revint bientôt à lui et recouvra la santé et les forces (Casse).

En 1830, chez un rabique, Dieffenbach transfusa en trois fois, à vingt-trois et vingt-quatre heures d'intervalle, de 400 à 500 gram. de sang selon Casse, de 630 gram. selon Moncoq. Une déplétion précédait chaque injection de sang. Après la deuxième transfusion, le calme revint chez le malade, qui put boire sans spasmes. Mais un accès se déclara après la troisième injection et le malade expira.

Rappelons le cas de Magendie injectant chez une femme atteinte d'hydrophobie, non plus du sang, mais de l'eau tiède à la dose d'un peu plus d'un litre (Viault). La malade eut une rémission de plus d'une semaine.

Oré cite également deux cas, l'un personnel, l'autre dû au docteur Lande, cas semblables à celui de Magendie. Chez ces deux malades, le calme se rétablit et l'intelligence devint calme et nette après une injection intra-veineuse d'eau tiède (700 gram.).

A ces faits nous n'avons qu'une chose à ajouter : il faut espérer que, grâce aux travaux de notre illustre Pasteur et à ceux de ses collaborateurs, nous verrons bientôt cette horrible maladie reléguée à tout jamais dans le domaine de l'histoire.

5° FOLIE (10 cas, 1 succès).

Le premier cas de folie traité par la transfusion est dû à Denys et Emmeretz en 1667.

0

Le nommé Ant. Mauroy, âgé de 34 ans, était depuis huit ans en proie à une folie présentant des intermittences marquées. A la suite d'un violent accès d'agitation, il fut confié à Denys, docteur en médecine de la Faculté de Montpellier et professeur de philosophie à Paris. Ce médecin s'adjoignit le chirurgien Emmeretz; et tous deux, le 19 décembre (Nicolas Duranty), firent au malade une saignée de 10 onces de sang (320 gram.) et lui transfusèrent la même quantité de sang artériel de veau. Le calme étant un peu revenu, on lui injecta encore, le mercredi suivant, 10 onces de sang de veau. Cette seconde transfusion fut suivie d'une sueur abondante et d'un profond sommeil qui dura dix heures. A son réveil, il parut beaucoup plus calme; et plusieurs jours après il n'avait plus, au dire de Denys, aucun reste de folie.

En janvier 1668, nouvelle rechute, et au moment où on allait procéder à une troisième transfusion, l'aliéné fut frappé de mort subite. Denys soupçonna un empoisonnement qui ne put pas être démontré, l'autopsie ayant été refusée. Quoi qu'il en soit, les deux premières transfusions parurent avoir produit directement l'amélioration signalée.

Depuis cette époque, on a fait la transfusion dans neuf cas de folie (démence pellagreuse, lypémanie). Les médecins italiens, qui ont fait ces opérations, parlent d'amélioration considérable ; mais la vérité serait que l'anémie seule a reculé devant la transfusion. En Italie même, le professeur Montegazza « compare les modernes transfusionnistes aux anciens alchimistes et les relègue au rang des visionnaires (Jullien) ».

En somme, les résultats ne plaident pas en faveur de cette application de la transfusion, et ce serait compromettre l'avenir de cette opération que de l'employer dans des cas semblables.

6° CHCLÉRA (21 cas, 3 succès).

« Théoriquement, dit Jullien, le choléra nous semble une des indications les plus nettes de la transfusion. » Les trois succès que l'on a signalés ne sont peut-être, selon le même auteur, dus qu'à la réaction spontanée.

D'après ce que nous avons dit plus haut sur le traitement du choléra par les injections intra-veineuses de solutions salines, nous croyons que ces dernières sont mieux indiquées que la transfusion du sang, car, dans cette maladie, c'est le sérum seul qu'il s'agit de remplacer, les globules persistant dans les vaisseaux et n'ayant subi que peu ou pas d'altération.

Si néanmoins on voulait recourir à la transfusion du sang, nous donnerions le conseil de ne pas emprunter le sang de l'homme. Ici, en effet, le donneur de sang courrait beaucoup plus de dangers en raison de l'affaiblissement qui résulterait pour lui de la perte, si minime qu'elle soit, et qui rendrait son organisme moins résistant à l'influence épidémique.

7° PHTISIE.

Nous savons déjà que les hémoptysies peuvent donner l'occasion de recourir à la transfus'on.

Mais on a aussi pratiqué cette opération dans des cas où les crachements de sang n'avaient pas paru depuis longtemps, et, il faut l'avouer, les résultats ne sont pas brillants : 14 cas, 4 améliorations passagères.

Voici pourtant une Observation inédite (Dᵣ Fanton) qui donnera une idée du résultat que l'on peut espérer.

OBSERVATION VII.

Pél..., tuberculeux, 31 ans, arrivé à la période de ramollissement, avec caverne au sommet gauche, avait été traité par plusieurs confrères, dont l'un homœopathe, et les avait tous abandonnés successivement devant les résultats négatifs des diverses médications. En février 1881, il se confie aux soins du Dʳ Fanton, qui le traite sans plus de succès. M. le professeur Girard, consulté sur l'opportunité de la transfusion, s'oppose à cette opération, dans la crainte de voir

survenir une poussée aiguë du côté des poumons. Le médecin trai-
tant continue donc ses soins en variant les médications. Il épuise
ainsi toutes les ressources de la thérapeutique et voit néanmoins son
malade décliner de jour en jour.

Au commencement de septembre, les Drs Lieutaud et Nicolas Duranty, priés en consultation, déclarent Pél... irrémédiablement perdu.
Perdu pour perdu, dit le Dr Fanton, je ferai la transfusion du sang.
Et il procède à cette opération comme il a été dit précédemment. Le
moribond sent la vie revenir ; une amélioration sérieuse se manifeste
dès la première huitaine, et à la fin de septembre l'opéré reprend ses
occupations de camionneur transitaire.

Les phénomènes d'auscultation n'ont pas changé, mais l'appétit est
revenu, ramenant bientôt une vigueur inconnue depuis longtemps ;
la toux s'est sensiblement apaisée, la fièvre vespérale a disparu, et cet
état inespéré persiste jusqu'en janvier 1882.

A ce moment, le malade avait si bien recouvré ses forces qu'il
crut pouvoir sans imprudence se livrer aux débauches d'un carnaval
effréné. Mais une poussée inflammatoire le ramena bientôt dans le
droit sentier de la vertu, dont il ne s'écarta plus, ce qui lui valut une
amélioration, mais très légère cette fois. Fin mai, Pél... part pour la
campagne, d'où on le ramène au milieu de juin, atteint d'une nouvelle
poussée qui lui fut fatale le 24 juin.

Résultat : Ce malade, arrivé au dernier degré de la cachexie
tuberculeuse, revient, à la suite de la transfusion et très rapidement, à une santé très satisfaisante pendant trois mois et demi,
et ses imprudences le font rechuter.

8° URÉMIE.

Un cas de transfusion dans l'urémie brigtique a donné un succès
(Bartels, *Maladie des reins*).

Oré note 3 cas d'urémie, 3 insuccès.

Enfin, M. Dieulafoy présente à la Société médicale des Hôpitaux (11 janvier 1884) trois observations personnelles dont les
résultats doivent être rappelés.

1° Femme de 27 ans, atteinte d'accidents urémiques depuis

un an environ ; prises en septembre 1883, d'une attaque convulsive suivie de coma ; l'attaque passée, vomissements incessants
et incoercibles ; cœurvolumineux, 3^{gr},66 d'albumine dans les
urines de 24 h. et 25 gram. d'urée par litre ; 2,532,000 globules
rouges et 15,000 globules blancs.

L'état s'aggravant, M. Dieulafoy transfuse 125 gram. de sang ;
pas d'accident pendant l'opération et, après, ni frisson ni fièvre.
La cépl alée disparaît, et les vomissements s'arrêtent immédiatement.

L'urine, vingt-quatre heures après, contient seulement 1^{gr},82
d'albumine, et quarante-huit heures après, 0^{gr},98 ; 2,650,000
globules rouges, 13,000 globules blancs.

L'amélioration continue, mais est traversée par deux inci-
dents : attaque convulsive causée par le froid et rapidement dis-
sipée, fausse couche de cause inconnue.

Deux mois après, la malade demande son exéat, qui lui est
accordé : 3,131,000 hématies ; 18 centigr. d'albumine dans
l'urine et 13 à 14 gram. d'urée.

Quinze jours après, peut-être par infraction aux prescriptions
faites, nouvelle attaque : hoquet, vomissements, perte de la parole ; 650 gram. d'urine en vingt-quatre heures avec 4 gram.
d'albumine. État très alarmant ; transfusion de 110 gram. La
malade revient rapidement à elle ; le lendemain les urines sont
rendues en quantité double et renferment 22 gram. d'urée au
lieu de 11; l'albumine ne fut pas modifiée. Survint un double
épanchement pleural et la malade ne tarda pas à succomber.

Autopsie : Néphrite interstitielle dans les deux reins, pesant
chacun 90 gram. au lieu de 170 gram., moyenne adoptée par
M. Sappey. Cœur très hypertrophié, surtout au ventricule gauche.

2° Dans le service de M. Sevestre. Peintre atteint de néphrite
d'origine saturnine, avec symptômes urémiques ; œdème géné-

ralisé, dyspnée excessive, état comateux qui par sa prolongation ne permettait pas de conserver l'espoir de sauver ce malade. Urine 300 gram. en vingt-quatre heures ; 2 gram. d'urée et 2 gram. d'albumine.

Transfusion de 120 gram. Pas d'amélioration ; mort 48 heures après. Néphrite et cœur volumineux.

3° Homme de 55 ans, franchement brigtique; hypertrophie du cœur avec bruit de galop ; 16 gram. d'urée dans l'urine et 16 centigr. d'albumine. Dyspnée très intense et très fatigante. Transfusion de 100 gram. de sang. L'amélioration fut telle que le malade voulut absolument quitter l'hôpital quinze jours après. Les accès de suffocation avaient disparu ; les urines de 24 heures atteignaient 2,500 gram.

M. Dieulafoy s'est servi de son transfuseur, qui est une modification de celui de Collin, et dont on trouvera la figure dans la *Gazette hebdomadaire de Médecine et de Chirurgie*, n° 3, 1884.

Les faits que nous venons de résumer se trouvent dans divers journaux : *Union médicale, Semaine médicale*, etc., janvier.

Si ces faits ne sont pas encore assez probants pour faire admettre que l'urémie brigtique est curable par la transfusion du sang, ils prouvent que cette opération n'offre pas de danger ; nous y insistons à dessein. Elle est, de plus, susceptible d'amener une amélioration sérieuse dans ces accidents brigtiques et urémiques « contre lesquels toutes les médications actuellement connues sont restées impuissantes ».

Signalons ici un cas de guérison obtenu dans l'éclampsie par la transfusion chez une accouchée de 23 ans, ayant eu 32 accès violents avant et après l'accouchement ; urines fortement albumineuses ; coma; pupilles dilatées ; pouls lent, intermittent. Immédiatement après la transfusion, reprise de la connaissance, encore un accès, sommeil tranquille, retour à la santé (Casse).

9° HYSTÉRIE.

La statistique d'Oré porte sur six cas ayant donné deux succès, deux améliorations et deux insuccès. Trois de ces cas sont
résumés dans Casse, et nous voyons que les femmes qui font l'objet de ces observations étaient arrivées à un degré extrême
d'anémie : l'une d'elles guérit parfaitement, les deux autres furent
améliorées. Aussi croyons-nous que la transfusion n'est indiquée
que lorsque cette anémie existe.

Le Dr Fanton nous a communiqué deux observations de guérisons d'hystérie par la transfusion. Nous en résumons une, l'autre étant à peu près semblable.

OBSERVATION VIII.

D..., 35 ans, femme très hystérique, très impressionnable, crises à
propos de rien, pleurs et rires sans motif ; appétit irrégulier et bizar-
re ; boule hystérique ; hyperesthésie ovarienne ; hémicrânie très fréquente et très intense, etc. La maladie s'aggrave malgré toutes les médications allopathiques et homœopathiques employées depuis deux
ans. Au mois de juin 1879, M. le professeur Magail et M. le D[r] Pa-
tras, appelés en consultation, sont, comme le Dr Fanton, d'avis que la
transfusion est nécessaire. La famille et la malade, qui garde le lit
depuis un mois, repoussent énergiquement cette opération.

Enfin en novembre 1879, D... éprouva une émotion considérable
lors du départ de nos troupes pour la Tunisie. Les soldats défilaient
sous ses fenêtres, la musique jouant le chant national. Tout à coup la
malade tombe en syncope et reste quatre heures dans cet état. Puis
elle reprend imparfaitement connaissance, mais le pouls va en s'affai-
blissant, il est très irrégulier ; les yeux sont convulsés ; la respiration
est lente et embarrassée. Les excitants de toute sorte n'aboutissent à
rien et la mort paraît imminente. Sur les instances de la famille, le
Dr Fanton se décide à regret à pratiquer la transfusion, qui n'amena
aucun accident. La malade revint rapidement à elle, et quatre jours
après elle allait à la promenade.

Depuis cette époque, tout est rentré dans l'ordre; l'hystérie a disparu et Mme D... se porte à merveille.

10° CAS DIVERS.

La transfusion du sang a encoré été faite dans un certain nombre de maladies que nous allons nous borner à énumérer, ne pouvant nous livrer à une discussion, faute de documents complets.

Cachexie paludéenne 3 cas, 3 succès.

Diphtérie 3 cas, 3 insuccès; dans un cas il y eut une amélioration de deux jours.

Épilepsie 3 cas, 3 insuccès (Oré); la statistique de Casse porte sur 3 cas ayant donné une guérison.

Gangrène 2 cas, 1 succès, 1 amélioration.

Dysenterie 4 cas, 1 succès.

Morve et syphilis, 3 cas, 3 insuccès.

Brûlure 2 cas, 2 insuccès.

Mélancolie 2 cas, 1 insuccès, 1 douteux.

Érotomanie 1 cas, 1 insuccès.

Manie 1 cas, 1 insuccès.

Nous en avons fini avec le chapitre des indications, et nous reconnaissons qu'il n'offre pas toute la précision désirable. Pour atteindre ce résultat, il nous aurait fallu donner à cette partie de notre travail une extension trop considérable, ou, pour mieux dire, nous contenter de traiter ce chapitre important, qui pourrait à lui seul fournir les matériaux d'une longue Thèse.

Terminons par cette phrase de M. Oré, dans laquelle se trouvent en principe toutes les indications et contre-indications de la transfusion :

« La seule indication vraiment rationnelle à la transfusion est le défaut d'une quantité suffisante de globules rouges du sang capables de se combiner avec l'oxygène de l'air, et d'apporter cet oxygène aux tissus qui en ont besoin pour leurs fonctions (*Dictionn.* cité).

E. — Instruments et Manuel opératoire.

« On n'en finirait pas, dit M. Paul Berger, à décrire toutes les modifications et tous les perfectionnements, ou soi-disant tels, qui ont été préconisés et adoptés dans la pratique de la transfusion. Il faut, à cet égard, signaler et regretter la tendance que présentent plusieurs travaux récents à représenter le succès de la transfusion et son avenir comme liés à l'emploi d'un appareil ou d'un procédé spécial préconisés par leur auteur. Il nous semble pourtant que dans cette opération, comme dans tant d'autres, les méthodes et les appareils les plus simples seront toujours les meilleurs (*Revue* de Hayem, tom. VII, pag, 375).

La tendance dont parle M. Berger n'est que trop réelle ; nous en trouvons la meilleure preuve dans le soin qu'ont pris plusieurs partisans de la défibrination d'inventer des appareils spéciaux. Il nous semble pourtant que pour ce mode de transfusion, où l'on ne craint pas la coagulation, une seringue ordinaire doit suffire. Cet outillage a du moins le grand avantage d'être entre les mains de tous les médecins, et, partant, d'être plus pratique.

Nous savons déjà que plusieurs médecins n'ont eu à leur disposition aucun instrument spécial, et n'ont pas hésité à faire la transfusion du sang complet, transfusion couronnée de succès. Là où plusieurs médecins ont réussi, pourquoi d'autres n'auraient-ils pas le même succès ?

Nous le répétons, si l'on a un instrument spécial, c'est mieux sans doute ; mais si l'on n'a qu'une seringue ordinaire, c'est encore bien, et l'on ne doit pas craindre de marcher sur les traces de Marmonnier et du Dr Dutems, qui n'avaient pas seulement un aide expérimenté pour leur prêter assistance.

Deux procédés ont été mis en usage pour cette opération :
1° Transfusion immédiate, dans laquelle le sang passe direc-

tement du sujet sain au sujet malade, en traversant un tube sur le trajet duquel se trouve aujourd'hui un appareil propulseur, mais qui n'existait pas dans les premiers essais de transfusion, celles de Lower et King par exemple.

2° Tranfusion médiate dans laquelle on fait la saignée du sujet sain à ciel ouvert et l'on reçoit le sang dans un récipient fixé ou non à l'instrument propulseur.

On trouvera dans la Thèse d'agrégation déjà citée de Jullien et à l'article *Transfusion* (Oré) du *Dictionnaire* de Jaccoud la description et la figure des principaux transfuseurs qui se disputent la palme. Ce sont les instruments de de Belina et Casse pour le sang défibriné ; ceux de Mathieu, Moncoq et Roussel pour la transfusion immédiate du sang complet ; enfin, ceux de Collin, Oré, pour la transfusion médiate du sang complet. Nous avons déjà nommé l'appareil Dieulafoy à propos de l'urémie.

Chaque inventeur, on le devine, attribue à son appareil la plus grande somme de qualités théoriques et pratiques. Pour savoir à quel transfuseur il convient de donner la préférence, il faudrait tous les avoir employés soi-même. Celui de Collin (2° modèle), que nous avons eu entre les mains, est d'un maniement très simple et très facile.

Nous allons donner ici quelques conseils qui pourront être suivis par tous les médecins, puisque, nous le répétons, tous ont un outillage pouvant servir à la transfusion. Ces conseils sont empruntés à la Thèse inaugurale du Dʳ L.-F. Masson (Paris, 1873, n° 53).

Pour recueillir le sang, cet auteur conseille de choisir des vases étroits et profonds, non poreux et à parois polies. Ce conseil, qu'il ne sera pas toujours permis de mettre en pratique, est suivi d'un autre : il vaut mieux recevoir le sang directement dans la seringue, dont on enlève le piston. Qu'on n'oublie pas au préalable, ajouterons-nous, de s'assurer si le piston fonctionne bien, et dans le cas contraire aspirer de l'eau pour humecter la garniture du piston. M. Masson veut une seringue en verre ; c'est en effet préférable, mais nous avons vu plus haut que cela n'est pas indispensable. La seringue étant à peu près remplie, on remet le piston, et, la canule dirigée en haut, on chasse l'air et on adapte la petite canule qui doit pénétrer dans la veine.

Le même auteur conseille d'injecter le sang dans une des veines du membre inférieur ; de cette manière, le sang, arrivant plus lentement au cœur, ne le surprendra pas, et si l'on a injecté quelques bulles d'air elles auront eu le temps de se dissoudre. Ce conseil est bon à suivre ; mais en général on a injecté le sang par une des veines de l'avant-bras ou du pli du coude la plus apparente.

Quel que soit le vaisseau adopté, on placera, bien entendu, avant de recueillir le sang à transfuser, on placera, comme pour la saignée, une ligature destinée à arrêter le cours du sang et à rendre la veine plus apparente.

Si l'on a une canule assez aiguë on pourra souvent la faire pénétrer directement dans la veine sans incision préalable à la peau. C'est un procédé certainement plus sûr pour prévenir la phlébite, mais il est plus difficile et on s'expose à faire l'injection dans le tissu cellulaire.

Lorsqu'on n'a pas de canule aiguë, ou qu'on n'est pas sûr de soi, on emploie le procédé suivant. On fait dans la direction de la veine choisie (saphène, basilique, céphalique) une incision de deux ou trois centimètres, dit-on généralement ; mais un centimètre et demi suffit (Fanton) ; puis on dénude dans la même étendue la veine, sous laquelle on passe un fil. On détache alors la ligature et, pendant qu'un aide comprime en haut et en bas le vaisseau pour empêcher l'écoulement du sang, on le soulève au moyen du fil et on fait avec un ciseau un incision en V à pointe dirigée en bas, et on introduit la canule de la seringue chargée comme nous l'avons dit et purgée d'air. On peut continuer alors à faire comprimer la veine en bas, et on pousse doucement et régulièrement le piston afin de ne pas injecter à la fois une trop grande quantité de sang et de ne pas produire de saccades, qui pourraient troubler les contractions cardiaques.

Encore un conseil pour les personnes qui, malgré ce que nous avons dit, craindraient d'injecter de l'air. Il faut tenir la seringue non pas horizontalement par rapport au membre, mais aussi obliquement que possible (Casse, Fanton). L'air qui n'aurait pas été chassé gagnerait la partie supérieure de l'instrument, et, en ayant soin de ne pas pousser le piston jusqu'au bout de sa course, on se mettrait à l'abri de l'accident que l'on redoute.

La quantité de sang à injecter est déjà connue ; on s'arrêterait si l'on éprouvait une résistance de la part du piston, ce qui pourrait être dû à un caillot obturant la canule ; dans ce cas, on retirerait la seringue et on chasserait le caillot, pour recommencer l'injection.

Enfin, quelle qu'ait été la dose déjà introduite, on suspendrait définitivement l'opération dès que l'on verrait apparaître une toux sèche et de la dyspnée. Ce serait une preuve, selon M. Béhier, que le poumon s'engorge et qu'il est temps de s'arrêter.

L'opération terminée, on fait le pansement de la saignée chez l'opéré, dont nous allons encore nous occuper dans le chapitre suivant et dernier.

Quant au donneur de sang, après l'avoir pansé, on lui recommandera de laisser son bras en repos pendant un ou deux jours.

F. — Effets immédiats et consécutifs.

L'opéré reprend souvent connaissance au moment même de l'injection; il dit sentir une douce chaleur le long du membre sur lequel on opère, chaleur qui se propage assez souvent à la poitrine et à la tête. La face se colore, les yeux s'animent; le pouls se relève et devient net et bien frappé, et la respiration devient profonde. On a noté quelquefois un peu d'agitation et d'effroi (Roussel). La peau se couvre souvent de sueur. Ces phénomènes sont accompagnés la plupart du temps d'un grand sentiment de bien-être, et souvent l'opéré se sent fort et prêt à se lever ; sa voix est forte et sonore (Roussel). Quelquefois seulement la chaleur qui vient d'être signalée est pénible à supporter.

Un phénomène à peu près constant, et que Roussel (de Genève) considère comme d'un bon augure, c'est le frisson, qui se montre une heure ou une heure et demie après la transfusion et qui dure généralement de vingt à trente minutes, rarement une heure.

Ce frisson, d'après Roussel, qui en août 1882 avait pratiqué 68 transfusions, se montre d'autant plus fort que le malade était plus affaibli. Il n'a rien de dangereux et doit être combattu par les moyens ordinaires. Puis arrive la chaleur, et la sueur s'établit. Le calme revient rapidement et l'opéré s'endort d'un sommeil tranquille.

Notons un fait remarquable, très souvent signalé, qui a toujours eu lieu dans les guérisons obtenues par le Dr Fanton : le malade, non seulement peut après ce sommeil, quelquefois plus tôt, prendre quelque boisson sans la rejeter, comme cela avait lieu avant l'opération, mais il se sent de l'appétit, prend volontiers des aliments légers, et la digestion s'opère à merveille.

Enfin les forces reviennent rapidement, et souvent, au bout de trois ou quatre jours, le malade peut se lever sans éprouver de malaise, et reprendre ses occupations de dix à vingt jours après.

N'oublions pas de rappeler que dans quelques cas d'hémorrhagie utérine la transfusion a été faite alors que la perte n'était pas arrêtée, et, chose remarquable, la transfusion une fois faite, il n'y avait plus trace d'écoulement sanguin.

Il convient de parler de quelques phénomènes inquiétants, mais très rares, et dont il faut être prévenu.

Pendant l'injection même peut survenir une douleur lombaire très intense, pouvant s'étendre sur toute la hauteur du rachis. Cette douleur se montre particulièrement lorsque le sang est emprunté à un animal. Nous avons lu un certain nombre d'observations de transfusions faites avec le sang animal, et presque toujours on y signale cette rachialgie très pénible. Avec la transfusion d'homme à homme, pareil fait est rare, il ne faut pas l'oublier. Ce symptôme demande que l'on suspende l'opération et que l'on fasse quelques frictions le long de la partie douloureuse.

La dyspnée, également plus fréquente avec le sang animal qu'avec le sang humain, est souvent due à une rapidité trop grande dans l'injection. Lorsqu'on ne peut pas l'attribuer à cette cause, il faut s'arrêter et appliquer quelques ventouses sèches à la base du thorax.

Des vomissements peuvent aussi avoir lieu et donner quelques inquiétudes.

Quant aux soins à donner après la transfusion, il n'y a rien de particulier à conseiller, sinon de consolider son œuvre en continuant l'usage des toniques.

CONCLUONS.

1° La transfusion du sang n'est pas inutile, puisque dans certains cas d'adynamie elle seule peut sauver le malade.

Aucune autre méthode ne saurait lui être substituée.

Il faut rejeter la transfusion du lait, comme insuffisante et plus dangereuse que la transfusion du sang (embolie laiteuse).

La transfusion de solutions salines mérite d'être conservée, surtout dans la période algide du choléra, car elle a au moins l'avantage de dissiper presque instantanément les crampes. Mais dans les cas les plus graves d'adynamie elle serait insuffisante. La dose serait au moins de 500^{cc}.

Les injections sous-cutanées d'éther ne peuvent pas non plus remplacer la transfusion du sang; toutefois, vu leur efficacité dans bien des cas, vu la facilité et la rapidité avec lesquelles on peut les faire, il faut les employer avant d'en arriver à la transfusion du sang ;

2° Les difficultés et les dangers de la transfusion du sang sont moins grands qu'on ne le croit, et peuvent être surmontés, même sans instrument spécial ; aussi cette opération doit-elle être conservée ;

3° Il est préférable de faire la transfusion avec du sang humain complet, tiré d'une veine et injecté dans une veine des membres à la température ambiante et sans addition de substances étrangères ;

4° La quantité à injecter ne dépassera pas 300 gram. dans l'empoisonnement par CO après déplétion. En dehors de là, on n'ira pas au-dessus de 200 gram. La dose de 60 gram. a donné quelques bons résultats ;

5° L'indication la plus rationnelle est l'adynamie produite par l'anémie aiguë ou chronique ;

6° Dans les cas heureux, qui sont les plus nombreux, les bons effets sont rapidement obtenus, souvent pendant l'opération même, et la santé est promptement rétablie.

TRAVAUX CONSULTÉS.

NICOLAS-DURANTY.—Essai sur la transfusion du sang. Th. de Paris, 1860.

AUGÉ. — Thèse de Montpellier, 1867, n° 50.

Ch. MARMONNIER. — De la transfusion du sang. Thèse de Montpellier, 1869, n° 164.

ORÉ (de Bordeaux).— Études historiques et physiologiques sur la transfusion du sang. Paris, 1868.

— 2ᵉ édition, 1876.

— Article Transfusion. (Dictionnaire de Jaccoud, 1884.)

MASSON. — De la transfusion du sang. Thèse de Paris, 1873, n° 53.

L. DE BELINA. — De la transfusion du sang défibriné. Thèse de Paris, 1873, n° 65.

MONCOQ (de Caen). — Transfusion instantanée du sang. Paris, 1874.

G.-F. FARNY. — Quelques considérations sur la transfusion du sang non défibriné. Thèse de Paris, 1874, n° 164.

J. CASSE. — De la transfusion du sang. Bruxelles, 1874.

F.-G. — VIAULT. — Étude critique sur la transfusion du sang et sur quelques injections intra-veineuses. Th. de Paris, 1875, n° 411.

ROUSSEL (de Genève). — La transfusion du sang. Paris, 1875.

— Gazette des Hôpitaux, 1882 et 1883 (voir la Table).

L. JULLIEN.—De la transfusion du sang. Thèse d'agrégation, Paris, 1875.
A la fin se trouve un Index bibliographique très complet.

COULTCHER et LABORDE. — Essai expérimental sur les injections intra-veineuses de lait. (Tribune médicale, 1879.)

D. CULCER. — Essai expérimental sur les injections intra-veineuses de lait. Thèse de Paris, 1879, n° 217.

HAYEM. — Leçons sur les modifications du sang. Paris, 1882.

— Revue des Sciences médicales, dirigée par HAYEM. (Consulter la Table et l'Index bibliographique des tomes VIII, XII, XIII, XVII, XXI, etc.)

DARÈNE. — Étude sur la transfusion du sang à la suite des hémorrhagies intestinales survenant dans le cours de la fièvre typhoïde. Thèse de Paris, 1882, n° 188.

De Vlaccos. — Du traitement des hémorrhagies puerpérales. Thèse de Paris, 1882, n° 137.

Union médicale, 1882. — Kaczorowski; 1884, Dieulafoy.

Ed. Pluyette. — Aperçu historique sur l'insertion vicieuse du placenta. Thèse de Paris, 1883.

J.-M. Ollivier. — Des injections sous-cutanées d'éther dans les états adynamiques. Thèse de Paris, 1883, no 182.

Grasset. — Des injections de sang dans la cavité péritonéale. Thèse de Paris, 1883, n 422 .

Gazette hebdomadaire de Médecine et de Chirurgie, 1883 et 1884.— William Bull, Dieulafoy.

Semaine médicale, 1884. — Dieulafoy, Lefèvre, Casse.

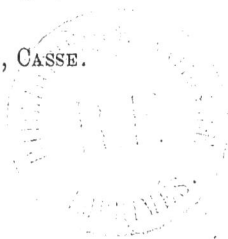

www.ingramcontent.com/pod-product-compliance
Lightning Source LLC
Chambersburg PA
CBHW062032200326
41519CB00017B/5006